传统中医疗法

徐 潜／主 编

吉林文史出版社

图书在版编目（CIP）数据

传统中医疗法／徐潜主编 . —长春：吉林文史出版

社，2013.3（2023.7重印）

ISBN 978-7-5472-1474-9

Ⅰ. ①传… Ⅱ. ①徐… Ⅲ. ①中医疗法-通俗读

物 Ⅳ. ①R242-49

中国版本图书馆 CIP 数据核字（2013）第 062789 号

传统中医疗法
CHUANTONG ZHONGYI LIAOFA

主　　编	徐　潜	
副 主 编	张　克　崔博华	
责任编辑	张雅婷	
装帧设计	映象视觉	
出版发行	吉林文史出版社有限责任公司	
地　　址	长春市福祉大路 5788 号	
印　　刷	三河市燕春印务有限公司	
版　　次	2013 年 3 月第 1 版	
印　　次	2023 年 7 月第 4 次印刷	
开　　本	720mm×1000mm　1/16	
印　　张	12	
字　　数	250 千	
书　　号	ISBN 978-7-5472-1474-9	
定　　价	45.00 元	

序　言

　　民族的复兴离不开文化的繁荣，文化的繁荣离不开对既有文化传统的继承和普及。这套《中国文化知识文库》就是基于对中国文化传统的继承和普及而策划的。我们想通过这套图书把具有悠久历史和灿烂辉煌的中国文化展示出来，让具有初中以上文化水平的读者能够全面深入地了解中国的历史和文化，为我们今天振兴民族文化，创新当代文明树立自信心和责任感。

　　其实，中国文化与世界其他各民族的文化一样，都是一个庞大而复杂的"综合体"，是一种长期积淀的文明结晶。就像手心和手背一样，我们今天想要的和不想要的都交融在一起。我们想通过这套书，把那些文化中的闪光点凸现出来，为今天的社会主义精神文明建设提供有价值的营养。做好对传统文化的扬弃是每一个发展中的民族首先要正视的一个课题，我们希望这套文库能在这方面有所作为。

　　在这套以知识点为话题的图书中，我们力争做到图文并茂，介绍全面，语言通俗，雅俗共赏。让它可读、可赏、可藏、可赠。吉林文史出版社做书的准则是"使人崇高，使人聪明"，这也是我们做这套书所遵循的。做得不足之处，也请读者批评指正。

编　者

2012 年 12 月

目　录

神奇的针灸疗法

　　中国针灸，经过两千多年的继承和发展，在人们的生活中始终发挥着重要的作用。早在战国时期，针灸疗法就已经能成功地为人所用，如果要用一个词来形容针灸的疗效，最恰当的恐怕莫过于"神奇"了。针灸是祖国最宝贵的医学遗产，是中华民族在与疾病斗争的过程中创造出来的医疗方法之一，为中华民族的繁衍生息作出了不可磨灭的贡献。现在，就让我们逐步深入针灸的奇妙世界，共同揭开针灸的神秘面纱。

一、针灸的起源

大概远在一百七十万年以前，人类的原始祖先——类人猿就已生活在这片土地上。他们使用最原始的工具，凭借有限的劳动经验，依靠简单的劳动协作，去对抗自然界中的种种灾难，抗击猛兽的频繁侵袭，获取生存必要的食物。他们最先使用的工具，都是一些经过简单加工或尚未加工的石片，如刮削器、砍砸器、尖状器等，这是我们祖先最早的生产工具和武器，他们就是用这些石器，艰难而顽强地改造着自然，也改造着他们自身。

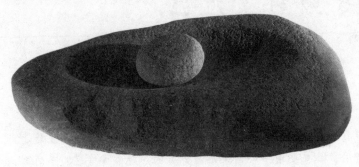

到了氏族公社中期，石器具备了更加合适的形状和锋利的刃口。同时也增加了其他材质的工具，如动物的骨骼、角、牙齿，植物的干茎、枝条等，这些工具多数是比较尖锐的，就连陶器的碎片也有这个特点。氏族公社的晚期，开始出现了金属冶炼业。

后来有了火，火种的保存以及"钻木取火"等生火方法，使人们吃上了熟的食物。火的使用，使人类的生活产生了根本变化。

但谁也没有想到，正是砭石的磨砺，火的发明和使用，为针灸的出现奠定了基础，并使之成为一种传世的医疗方法。

远古时期，人们基于生活与防卫的本能，在身体不舒服、发生病痛的时候，便会本能地用指掌按摩、用爪甲切掐患处，或用各种工具捶打、压刺，或烤灼烫熏等等，人们偶然被一些尖硬物体，如石头、荆棘等碰撞了身体表面的某个部位，出现意想不到的其他部位疼痛减轻的现象。于是古人开始有意识地用一些尖利的石块来刺身体的某些部位，或人为地刺破身体使之出血，以减轻疼痛。这就是针法最早的雏形。

灸法产生于火的发现和使用之后。在用火的过程中，人们发现身体某部位

传统中医疗法

的病痛经火的烧灼、烘烤后可得以缓解或解除，继而学会用兽皮或树皮包裹烧热的石块、砂土进行局部热熨，逐步发展为以点燃的树枝或干草烘烤来治疗疾病。经过长期的摸索，选择了易燃而具有温通经脉作用的艾叶作为灸治的主要材料，于体表局部进行温热刺激，从而使灸法和针刺一样，成为防病治病的重要方法。由于具有易于燃烧、气味芳香、资源丰富、易于加工贮藏等特点，艾叶后来成为了最主要的灸治原料。

就在这些有意识或无意识的动作当中，人们逐渐发现了缓和痛苦或解除痛苦的方法，在群居生活中，相互交流试用，并逐步推广与演进，就成了一种治病的方法——针灸。

远在新石器时代，我们的祖先就应用"砭"和"灸"治病了。"砭石"，就是针刺治病的原始工具，大约出现于距今4000—8000年前的新石器时代。那时的人类已掌握了挖制、磨制技术，能够制作一些比较精致的适合于刺入身体以治疗疾病的石器，这种石器就是最古老的医疗工具——砭石。随着社会经济的发展，人们又相继发明制造了骨针、竹针、陶针。大约从青铜时代开始，针刺工具就改用金属制品了。

究竟谁是第一个发明针灸的人，已经无从考查，但不可否认的是，针灸学是古人从自卫、谋取缓解痛苦的种种动作中逐渐掌握的。由无意识的动作到有意识的解除痛苦，经过了不知多少尝试，是若干年的经验所积累而成的宝贵财富。

神奇的针灸疗法

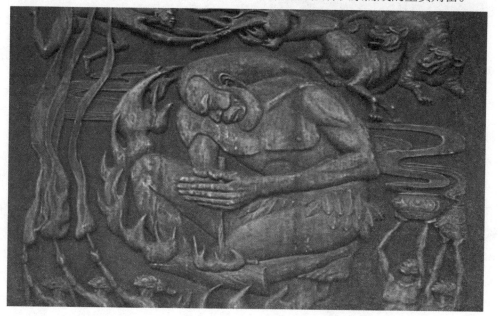

二、针灸的发展与对外交流

针灸是中医的特殊疗法，是中国人民的一项发明创造。针法是将金属制的针刺入人体一定穴位，再运用搓捻、提插、留针等手法，调整人体气血运行。灸法是把艾绒制成艾条，点燃后用于温灼一定穴位的皮肤，有活血散寒等作用。针法与灸法常结合使用，又都是按照经络穴位操作，故合称针灸。

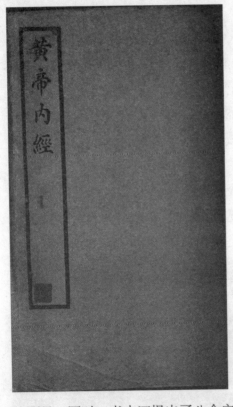

九针的出现扩大了针灸实践范围，促进了针灸学术飞跃发展，针灸理论也不断得以升华。据《左传》记载，春秋战国时期的医缓、医和均擅长于针灸。先秦名医扁鹊在给虢太子治尸厥时，让其弟子子阳取外三阳五会而使太子复苏，又令弟子子豹药熨两胁下，而使太子复生。这证明在先秦时期针砭、火灸、热熨等均已广泛用于各种疾病的治疗，对临床实践的总结和提高以及医学理论的形成和发展起到了重大的作用。

秦、汉、三国时代，经济、文化、卫生方面有了进一步的发展。大约成书于汉代的《难经》，又名《八十一难经》，以阐明《内经》为要旨，其中关于奇经八脉和元气的论述，更补充了《内经》的不足。同时，书中还提出了八会穴的学说，并对五腧穴按五行学说作了详细的解释。这一时期，许多著名的医学家都很重视研究针灸，如我国病历记载的创始者淳于意给甾川王治"厥上为重，头痛身热"时，"刺足阳明脉，左右各三所"。发明六经辨证的张仲景，在其著作《伤寒论》中，不仅在方药方面给后人留下了许多光辉的典范，在针灸学术上也有许多卓越的见解和贡献。仅《伤寒论·太阳篇》涉及针灸内容的就有二十多条，主张针药结合，辨证治疗。以外科闻名于世的华佗亦精于针灸，创立了著名的"华佗夹脊穴"。三国时期的曹翕擅长灸法，著《曹氏灸经》和《十二经明堂偃人图》，可惜早已失传。

晋代的皇甫谧汇集针灸著作，写成《针灸甲乙经》，统一了针灸经络穴位，对后世针灸的发展有重要影响。药王孙思邈也很重视针灸，他说："如果一个人只会针法而不会灸法，或只会灸法不会针法，他都不是一个好医生。"知针知药的人，才可称做良医。为方便学习针灸，他绘制了三幅大型彩色针灸经络穴位图，分别将人体正面、背面、侧面的经络和穴位描绘了出来。唐朝的太医署中，还专门设立了针博士、针助教、针师、针生、针工等职衔。

宋朝天圣五年（1027年），翰林医官院在王惟一主持下，铸造出两具针灸铜人，对针灸的发展有重要影响。据史书记载，宋代针灸铜人大小与成年男子相当，外壳可以拆卸，胸腔腹腔都能打开，内有五脏六腑。铜人体表绘有十四条经络循行路线，上标有各个穴位，穴位是个孔，与内腔相通。在教学上，它起到教学模型的作用，学生能清楚直观地掌握各个穴位的准确位置。考试时，将铜人外表涂腊，体腔中灌水。取穴正确，针才能刺进去，有水从针眼中流出。

宋代针灸铜人在针灸教学和考试中起到了重要作用，能统一针灸穴位，提高治病效果，因而成了宋朝国宝。宋金议和时，金国专门索要针灸铜人，宋不允，由此可见其地位。

神奇的针灸疗法

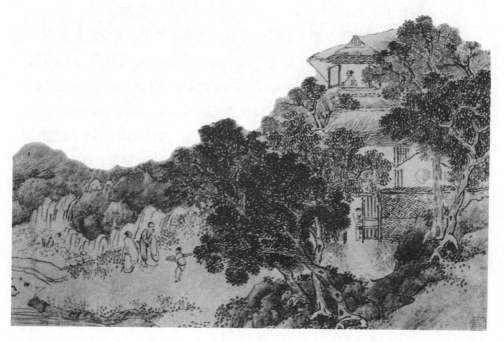

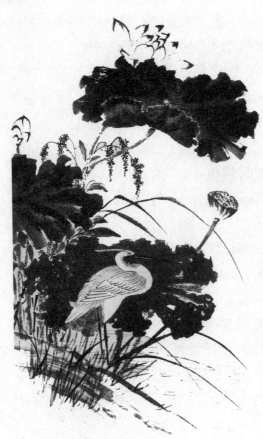

清初至民国时期，针灸医学由兴盛逐渐走向衰退。公元1742年吴谦等撰《医宗金鉴》，其《医宗金鉴·刺灸心法要诀》不仅继承了历代前贤针灸要旨，还加以发扬光大，通篇图文并茂，自乾隆十四年以后便被定为清太医院医学生的必修内容。清代后期，道光皇帝为首的封建统治者以"针刺火灸，究非奉君之所宜"的荒谬理由，悍然下令禁止太医院用针灸治病。1840年鸦片战争后帝国主义入侵中国，加之当时的统治者极力歧视和消灭中医，针灸再次受到了打压。尽管如此，针灸治病仍然深得人心，在民间广为流传。

针灸名医李学川公元1822年撰《针灸逢源》，强调辨证取穴、针药并重，并完整地列出了361个经穴，至今仍为针灸学教材所取用。

民国时期，政府曾下令废止中医，许多针灸医生为保存和发展针灸学术这一祖国医学文化的瑰宝，成立了针灸学社，编印针灸书刊，开展针灸函授教育等，近代著名针灸学家承淡安先生为振兴针灸学术作出了毕生贡献。在此时期，中国共产党领导下的革命根据地，明确提倡西医学习和应用针灸治病，在延安的白求恩国际和平医院开设针灸门诊，开创了针灸正式进入综合性医院的先河。

中华人民共和国成立以来，国家十分重视继承发扬祖国医学遗产，制定了中医政策，并采取了一系列措施发展中医事业，使针灸医学得到了前所未有的普及和提高。20世纪50年代初期，卫生部率先成立了针灸疗法实验所，即中国中医研究院针灸研究所的前身。随后，全国各地相继成立了针灸的研究、医疗、教学机构，《针灸学》成为中医院校学生的必修课，绝大多数中医院校开设了针灸专业，针灸人才辈出。四十多年来，这些人才在继承的基础上翻印、点校、注释了一大批古代针灸书籍，结合现代医家的临床经验和科研成就，出版了大量的针灸学术专著和论文，还成立了中国针灸学会，学术交流十分活跃。同时，又有人在针刺镇痛的基础上创立了"针刺麻醉"。针灸的研究工作也不单纯局限在文献的整理上，还对其治病的临床疗效进行了系统观察，并对经络理论、针刺镇痛的机制、穴位特异性、刺法灸法的高速功能等，结合现代生理学、解剖学、组织学、生化学、免疫学、分子生物学，以及声、光、电、磁等边缘学科中的新技术进行了实验研究。临床实践证实了针灸对内、外、妇、儿、骨伤、五官等科多种病症的治疗均有较好的效果。

近年实验针灸学科的建立，具有创新意义的诸如头针、面针、眼针、鼻针、舌针、耳针、手针、足针、腕踝针等新针灸方法的诞生，以及更具现代科技色彩的电针、红外线灸疗仪、激光针灸仪、超声针灸治疗器、经络感传仪等新的针灸器具的出现，说明针灸学正以崭新的面貌向着现代化方向发展。

针灸技术很早就传播到了海外。早在西汉建元三年时，汉武帝刘彻为了开拓疆域，特命张骞出使西域，将中原的针灸技术传到了西域。东汉时班超又再度出使西域，形成了举世闻名的"丝绸之路"，开始了中外经济、文化、医学的交流。

大约在距今 1400 多年以前的南北朝时期，针灸医术和医学典籍就被传到了日本、朝鲜和东南亚一带。

公元 541 年，中国政府应朝鲜政府的要求，派人前往朝鲜传授中医、针灸技艺。公元 693 年，当时的朝鲜新罗王朝也仿照我国唐朝的医疗、教育体制，在医院设立了针灸专科，并没有针灸博士等相应职称，从那时起，针灸疗法就成为朝鲜的一种主要的医疗方法。到了明代，朝鲜政府开始向我国派出留学生学习中医、针灸技术。

我国派往世界各国的医疗队中几乎都有针灸医生。他们应用我国的传统针灸技术为世界人民防治疾病，深受国际友人的欢迎，加深了我国人民与世界人民

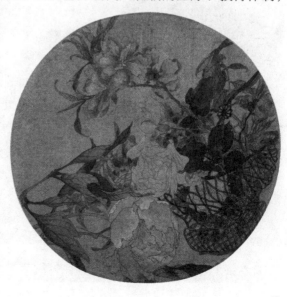

的友谊。在国外，许多人把能接受针灸治疗当做一种享受。医疗队还为当地培训针灸医护人员，让针灸技术在当地扎根。针灸疗法在国外享有极高的声誉，被我驻外使馆誉为"技术优势""针灸外交"。针灸在国际范围内迅速发展，日本、法国、英国、美国、德国、奥地利、加拿大、澳大利亚等国先后开办了针灸学校。20世纪70年代初，世界上就出现了"针灸热"，外国报纸宣称：当今世界已进入"针灸时代"。在当前药害成灾的情况下，"针灸热"有增无减。

目前，世界上已有一百多个国家和地区应用针灸疗法防治了二百多种疾病，兼具戒烟、戒酒、戒毒、防老抗衰、减肥、美容等功效。有三十多个国家应用针刺麻醉进行外科手术，十几个国家开展对针灸原理、经络实质的研究工作。许多国家的研究卓有成效，例如日本在经络形态学、经络诊断方面，法国在耳针方面，德国在电针和子午流注针法方面，美国在针刺镇痛方面都取得了较好的成果。不少国家的专家学者还自行制造了各种经穴测定仪和治疗仪，德国还创制了激光针灸治疗仪。

针灸技术在世界范围内的广泛发展，说明我国传统的针灸疗法从理论体系到治疗效果，都得到了国际医学界的重视和认可，而且正在成为一门国际医学科学。针灸这门学科，不仅是中国医学宝库中的一颗璀璨的明珠，也是世界医学之林的一枝奇葩。

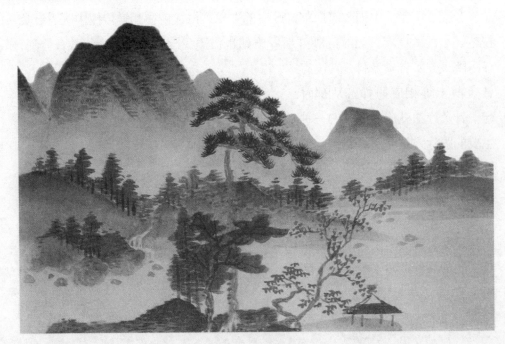

三、针灸面面观

针灸是针法和灸法的合称，是中医学的重要组成部分之一。其内容包括针灸理论、腧穴、针灸技术以及相关器具，在形成、应用和发展的过程中，具有鲜明的中华民族文化与地域特征，是基于中华民族文化和科学传统诞生的宝贵遗产。

《黄帝内经·灵枢》中就已经有了详细阐述经络、穴位、针灸等的理论基础，此后历代都有所发展。针灸名家代有传人，战国时期的扁鹊，后汉三国的华佗，晋代的皇甫谧，唐代的孙思邈，宋代的王惟一，明代的杨继洲，都是当时擅长针灸技术的名医。他们留有很多生动的故事，传为杏林佳话。有的还留有大量的针灸著作，至今仍有很高的实用价值。

针灸疗法，就是应用一定的手法，作用于经络、腧穴来治疗全身疾病的。这种疗法具有易学易用、经济节约、安全效速、治疗广泛的特点，深受广大群众喜爱，历朝历代，都在民间广为应用。

（一）什么是针法

针法亦称刺法，是用针具按一定穴位刺入患者体内，用捻、转、提、插等手法来治疗疾病的一种外治法。具有疏通经络气血、调和阴阳脏腑、祛邪、防治疾病的作用。

我国古代常用的针刺工具称作"九针"，是用金属制作的，包括镵针、圆针、鍉针、锋针、铍针、圆利针、长针、毫针、大针等9种，形状与用途各不相同。在现代针灸实践中，经常使用的是毫针。

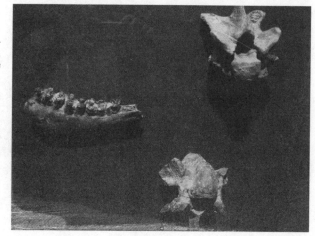

（二）什么是灸法

灸法是用艾绒或其他药料，点燃后在皮肤表面一定部位或穴位上进行烧灼、烘烤、熏熨，或者将鲜品捣烂，敷在体表，借助艾火或药物的作用使皮肤局部发热、充血，甚至起泡，从而达到温散寒邪、温通经络、消瘀散结、强身健体等防病治病和保健目的一种外治法。

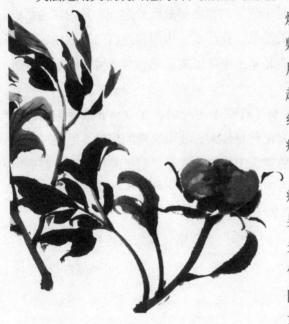

灸法不仅能治病，而且能防病。在《千金方》上就记载南方吴、蜀之地，人们常常在身上施灸，可以预防疫气传染疾病。近代日本医家曾在工厂、学校、军队等单位全体施以灸灼，作为一项保健措施。但灸法通常都与针法结合使用。

灸法发展到明清，就有很多种类了，仅灸的原料就有近 20 种，方法有直接灸、隔物灸等四十种之多。灸法治疗的病症很广泛，但需要注意的是：一般阴、里、虚、寒证多灸；阳、表、实、热证少灸。

（三）针灸为什么可以治病

针灸可以治病，这是古今中外早已验证的事实。那么，针灸为什么可以治病呢？

中医学认为：经络具有将气血运送到全身各部、沟通上下、联系内外的作用。它将人体联络成一个整体，使脏腑之间、体表之间、脏腑与体表之间密切联系。针灸治病就是通过刺激经络、腧穴来达到调整脏腑、组织功能，促进阴阳平衡目的的。

现代医学认为，针灸对人体可以产生兴奋、镇静、强壮作用，对神经可以产生兴奋和抑制作用，对血管有收缩和舒张的作用，对内脏有兴奋和抑制作用，对新陈代谢有增进和减退作用。针灸虽然不能直接杀死病原体，却能治好一些传染性疾病和炎症疾病，这是因为针灸可以增强机体的免疫功能，使机体进一步提高抗病能力。如关元、气海、大椎、命门、肾俞、三阴交、足三里等穴位就具有增强体质、防病保健的作用。

总结说来，针灸具有三个方面的作用：调整相关脏腑、器官的功能活动；提高机体免疫功能；调整神经系统的功能并有明显的镇痛作用。

因此，当机体产生兴奋状态时，针灸就可以将其抑制；当机体出现功能低下抑制状态时，针灸以可以使之兴奋。也就是说，当机体阴阳处于不平衡状态时，针灸可以调和阴阳，使之相对平衡，祛除疾病，而刺激相应的穴位就可以得到神奇的治疗效果。

（四）针灸有哪些治疗作用

在生理情况下，机体处于经络疏通、气血畅达、脏腑协调、阴阳平衡的状态。而在病理情况下，就会有经络瘀滞、气血不畅、脏腑失调、阴阳失衡的表现。针灸治病就是通过针刺或艾灸腧穴，来疏通经络气血，调节脏腑阴阳，达到治疗疾病的目的。

1. 疏通经络

疏通经络是针灸治病最主要、最直接的作用。

中医认为，不通则痛，不荣则痛。经络闭阻不通，气血运行不畅，甚至气滞血瘀，从而引发肢体或脏腑的肿胀、疼痛。气血不能正常运行到相应肢体、脏腑，使之缺少濡养，又会导致肢体麻木、疲软、拘挛或者脏腑功能活动失去平衡。因此

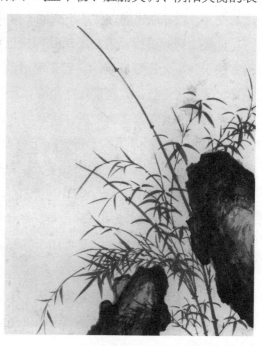

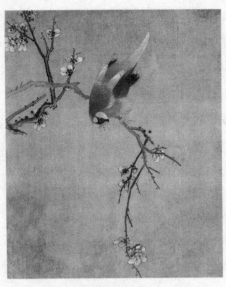

以针灸之法疏通经络，能使脉道通畅，气血畅行。

同样是经络闭阻不通，用针灸治疗又是有不同方法的。实热引起的就直接针刺，虚寒引起的就进行灸疗。对于感受风寒湿邪引起的受患经脉部位酸楚冷痛、痉挛抽痛或跌仆损伤而致的肢体红肿、疼痛，应用针刺可起到祛风除湿、活血化瘀、通经活络而止痛的作用。对于气血不行、经脉失养引起的肢体麻木、酸软无力、瘫痪失用，灸疗可以起到益气养血、温经通络而补虚的作用。

2.扶正祛邪

扶正祛邪是针灸治病的根本法则和手段。《内经》中说："正气存内，邪不可干……邪之所凑，其气必虚。"疾病的发生、发展及其转归过程，就是正气和邪气相互斗争的过程。疾病的发生，是正气处于相对劣势，邪气处于相对优势的结果。患病之后，机体仍会不断产生相应抗病能力，继续与病邪抗争。若正能胜邪，则邪退病愈；若正不敌邪，则病趋恶化。

针灸治病的过程，就是不断发挥扶正祛邪的作用。正虚邪不盛者（久病），治宜扶正为主，正复邪自除。若正已虚而邪未衰，单纯扶正则难免助邪，一味祛邪，又更伤正气，故治宜攻补兼施。若以正虚为主者，扶正为上，兼以祛邪，或先补后攻。若以邪实为主者，法邪为上，兼以扶正，或先攻后补。

针灸扶正祛邪作用的实现，除了与补泻手法有关外，还与部分腧穴偏补、偏泻的性能有关。偏补的腧穴如关元、气海、命门、肾俞、膏肓，多在扶正时使用。偏泻的腧穴如曲泽、委中、水沟、十宣、十二井穴，多在祛邪时使用。绝大部分腧穴则具有双向调节作用，如中脘、内关、三阴交、合谷、太冲、足三里，临床既可用于扶正，又可用于祛邪。

3.调和阴阳

调和阴阳是针灸治病的最终目的。

疾病的发生，从根本上说是阴阳的相对平衡遭到了破坏，即阴阳的偏盛偏衰代替了正常的阴阳消长。《素问·阴阳应象大论篇》说："故善用针者，从阴引阳，从阳引阴。"指出针灸调和阴阳的具体方法既可以阴证治阴，阳证治阳，而从阴阳互根的角度考虑，又可以采取阴证治阳、阳证治阴之法。例如，肝阳上亢所致的头目昏痛，取太溪、照海以滋养肾阴；亡阳出现的肢体逆冷等，可以灸任脉之气海、关元以阴中求阳。

针灸的治疗作用，实质上就是对机体的一种良性调节作用，调节经络气血，调节脏腑阴阳。其治疗作用的发挥，与多种主观、客观因素密切相关。除了腧穴的特性、针灸补泻手法以外，还与机体状态（包括禀赋、年龄、性别、心理素质、病变表现等方面的个体差异）、治疗时间、辅助治疗措施等密切相关，其中尤以机体状态最为重要。机体在不同的病理状态下，针灸可以产生不同的治疗作用。如当机体处于虚寒、脱症状态时，针灸可以起到补虚散寒、回阳固脱的作用；当机体处于实热、闭症状态时，针刺可起到清热泻实、开窍启闭的作用。高血压者，针灸可使其降低；低血压者，针灸可使其升高。心动过速者，针灸能使之减慢；心动过缓者，针灸能使之加快。胃肠痉挛而疼痛者，针灸可以消除痉挛，使疼痛缓解；胃肠蠕动弛缓或下垂者，针灸又可使胃肠蠕动增强、胃底升高。凡此种种，均足以说明机体状态这个内在因素在针灸治疗过程所起的重要作用。

（五）针灸能治哪些病

几千年的医疗实践表明，针灸可以治疗 300 多种病症，对 100 多种病症疗效较好。联合国世界卫生组织主办的刊物《世界卫生》1979 年第 12 期向世界范围首批公布推广的针灸疗效较好的病症有 43 种，1996 年又增加了 64 种。目前，针灸在国内外的治疗应用很广泛，可用来减肥、美容、戒烟、戒酒、戒毒等，甚至还可用于艾滋病的治疗。

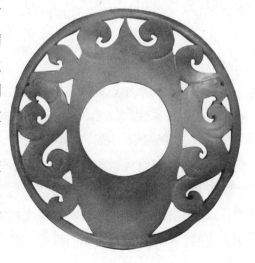

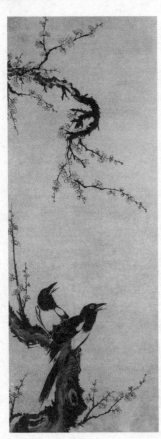

事实上，针灸的适应症的确很广泛。

在消化系统中，针灸适用于各种急、慢性胃痛，腹痛，胃炎，肠炎，胃下垂，腹泻，呕吐，呃逆，便秘，胆结石，胆囊炎，黄疸型肝炎，小儿消化不良等病症。

在循环系统中，针灸适用于阵发性心动过速，心动过缓，冠心病，高血压，低血压，贫血，白细胞减少症等。

在呼吸系统中，针灸适用于伤风，感冒，肺结核，百日咳，急、慢性支气管炎，支气管哮喘等。

在运动系统中，针灸适用于风湿性关节炎，类风湿病，颈椎病，各种急性扭伤，以及神经功能受损引起的运动功能障碍。

在神经系统中，针灸多用于头痛，偏头痛，面瘫，三义神经痛，神经衰弱，癫痫，坐骨神经痛，中风后遗症，末梢神经炎，小儿麻痹后遗症等。

在泌尿系统中，针灸用于治疗遗尿，小便失禁，小便不利，尿闭，泌尿系结石等。

在生殖系统中，针灸用于男子疝气，睾丸炎，早泄，阳痿，精少不育，女子月经不调，崩漏，闭经，痛经，白带过多，不服症，胎位不正，产后腹痛，乳汁不足，子宫脱垂，更年期综合征等。

在内分泌系统中，针灸多用于治疗糖尿病，单纯性肥胖症，甲状腺功能亢进或减退等。

在五官科疾病中，针灸常用于鼻炎，鼻出血，扁桃体肿大，结膜炎，麦粒肿，近视，夜盲症，白内障，牙痛，中耳炎，耳鸣，内耳性眩晕等。

另外，在昏迷，中暑，痔疮，脱肛，急性乳腺炎，阑尾炎，荨麻疹，带状疱疹的治疗中，针灸也常常能起到意想不到的效果。

针灸作用不同于其他治疗方法，它主要是通过调动机体本身固有的抗病能力，以达到治疗的目的。针灸的一个基本特点是其作用具有双向性，当机能过度亢进时，针刺可使之降低；反之，就会使之升高，使异常的机能向有利机体的方向转化，恢复原有的平衡，而且没有任何副作用，深受广大人民欢迎。

（六）灸法有哪些禁忌

　　灸法虽然有操作简便、安全、无副作用的优点，但在治疗中还应该掌握一些禁忌和注意事项，才可以避免事故的发生。

　　灸法本属温热刺激，火性属阳，热能伤阴，所以，凡是热证、阳证之类的高热、惊厥、神昏、谵语、中风、中暑、吐血之类的疾病都不宜使用灸法。另外，重要组织器官如颜面五官、心脏部位、项后的延髓处、表浅的血管部位、重要的筋腱以及孕妇的腹部、腰骶部都不宜施灸，以防灼伤，皮肤娇嫩、敏感及有溃破者忌用发泡灸法。

　　人们在进行灸法之前，一定要避免过饥、过饱、过于疲劳、大怒、大渴以及醉酒，这样才以得到更好的灸疗效果。

神奇的针灸疗法

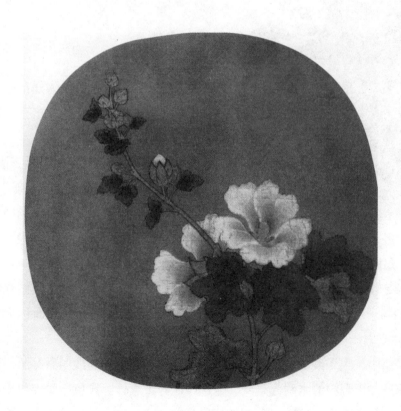

四、针灸与经络

人体有五脏六腑、四肢百骸、五官九窍以及皮、毛、肉、筋、骨等器官组织。中医认为，它们能够保持着均衡的联系，使人体成为一个有机整体，主要是靠经络的作用。

中国古代医学提出的经络学说完整地体现在《黄帝内经》中，是中医理论的重要组成部分。《黄帝内经》认为，将人体各器官、各组织联络成一个有机整体的正是经络。经络是运行气血，联结脏腑、皮肉、肢节，沟连人体上下内外的通道。

（一）经络概述

经络，指经脉和络脉。经脉分布在人体深层，络脉分布在人体表层。分布在深层的经脉，可分为正经和奇经两大类。

正经有十二条，即手三阴经、足三阴经、手三阳经、足三阳经，合称"十二经脉"。十二经脉为：手太阴肺经，手阳明大肠经，手厥阴心包经，手少阳三焦经，手少阴心经，手太阳小肠经，足太阴脾经，足阳明胃经，足厥阴肝经，足少阳胆经，足少阴肾经，足太阳膀胱经。

奇经是任脉、督脉、冲脉、带脉、阴维脉、阳维脉、阴跷脉、阳跷脉的总称。它们与十二正经不同，既不直属于脏腑，又无表里配合，因而称为"奇经"。它主要对十二经脉的气血运行起到溢蓄、调节作用。

在经络中，主干线叫做经脉，支线叫做络脉，更小的支线叫做孙脉。整个经络系统犹如田野中的水利灌溉网，输送气血养育人体。穴位则是经络系统的控制机关，刺激穴位就可以起到调节经络系统运动的作用。如针刺昏迷病人的

"人中"穴，可以让他提神开窍，苏醒过来；针刺肚子疼病人的"足三里"穴，可以活血通气，消除疼痛。

整个经络系统就这样沟通表里、联络上下，将人体各部的组织器官联结成一个有机的整体。它输送营养到全身，因而保证了全身各器官正常的功能活动。另外它能保卫机体，使身体不受外邪的侵害。

（二）经络的命名

经络的命名是结合脏腑、手足、阴阳而定的。脏属阴，有储藏人体内一切精微物质的作用；腑属阳，为胆、胃、大肠、小肠、三焦、膀胱，有进行消化、传导、排泄活动的功能。

六腑六脏各发出一条经脉，因为它直接发源于脏腑，起主导作用，所以叫十二正经，亦为十二经脉。经脉与脏腑一样，分为阴阳两个属性。根据事物的发生、发展、毁灭，即阴阳之气的盛衰规律，把阴阳也分为三个阶段。阴气初生，叫少阴，阴气大盛叫太阴，阴气将尽叫厥阴；阳气旺盛叫太阳，阳气盛极叫阳明，阳气衰弱叫少阳。因此就出现了十二经脉的特定名称。

（三）经络——疾病的反应点

中医认为，经络遍布于人体各个部位，担负着运送全身气血、沟通身体内外上下的功能。经络不仅存在于体表，而且和五脏六腑相连。因此，当外邪侵犯人体的时候就从经络逐渐传入脏腑；相反，当内脏有病时便可以在相应的经脉循环部位找到不同的症状和体征。

如肺病则后背痛，心病则心痛，肝病则胁痛，脾病则身重腹泻，肾病则腰膝酸软，胆热则口苦耳聋。有时内脏疾患还在头面五官等部位

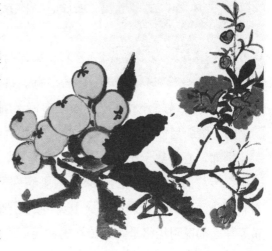

出现反应。如心火上炎可导致口舌生疮，肝火升腾可导致耳目肿赤，肾气亏虚会使两耳失聪。

因为经络循行有一定的规律，并且和一定的脏腑相属，脏腑经络有病可在一定的部位反映出来，因此可以把疾病在各经脉所经过的部位的表现当做诊断依据。如头痛病，前额痛多与阳明经有关，两侧痛与少阳经有关，枕部痛与太阳经有关，巅顶痛则与足厥阴经有关。

因此，经络不仅是运行气血维持人体生命活动的通路，也是发生病理变化的传输系统，并且是临床诊断和决定治疗措施的重要依据。因此，当脏腑等内在组织的机能发生异常时，在与其相关的腧穴部位上，便会出现发病的征象。如果针刺这些相关的穴位，便会产生酸、麻、胀、热等感觉。而这些感觉便通过经络循行的路线传导至病变部位，从而达到治病的目的。

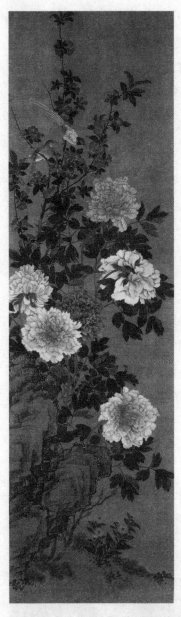

（四）经络学说的应用

在正虚邪乘的情况下，经络也是病邪的传播途径。当体表受到病邪侵袭时，可通过经络由表及里，由浅入深。如外邪侵袭肌表，初见发热、恶寒、头痛身疼等症，由于肺合皮毛，外邪循经内舍于肺，继而可见咳嗽、气喘、胸闷、胸痛等肺部病症。经络是外邪从皮毛腠理内传于脏腑的传播途径。此外，经络也是脏腑之间、脏腑与体表组织器官之间病变相互影响的渠道。

例如，心移热于小肠，肝病影响到胃，胃病影响到脾等，这是脏腑病变通过经络传注而相互影响的结果。内脏病变又可通过经络反映到体表组织器官，如肝病胁痛，肾病腰痛，心火上炎可致舌部生疮，大肠、胃腑有热可致牙龈肿痛等等。都说明经络是病邪传注的途径。

传统中医疗法

由于经络有一定的循行部位和脏腑络属，它可以反映所属脏腑的病症，因而在临床上，就可以根据疾病所出现的症状，结合经络循行的部位及所联系的脏腑，作为辨证归经的依据。如胁肋与少腹是肝经所过，故两胁疼痛或少腹痛多与肝经有关。

此外，某些疾病在发病的过程中常被发现在经络循行通路上，或在经气聚集的某些穴位上，有明显的压痛、结节、条索状等反应物，皮肤形态变化、皮肤温度、电阻改变等，也有助于对疾病的诊断。如肠痈患者，有时在足阳明胃经的上出现压痛；长期消化不良的病人，有时可在脾腧穴见到异常变化。临床上采用循经诊察，扪穴诊察，经络电测定等方法检查有关经络、腧穴的变化，可作诊断参考。

（五） 指导针灸治疗

经络学说与针灸疗法有着不可分割的直接联系，针灸疗法的产生是以经络学说为前提的。

针灸治病是通过刺灸腧穴，以疏通经气，恢复调节人体脏腑气血的功能，从而达到治病目的。针灸选穴，一般是在明确辨症的基础上，除选用局部腧穴外，通常以循经取穴为主，即某一经络或脏腑有病，便选用该经或该脏腑的所属经络或相应经脉的远部腧穴来治疗。

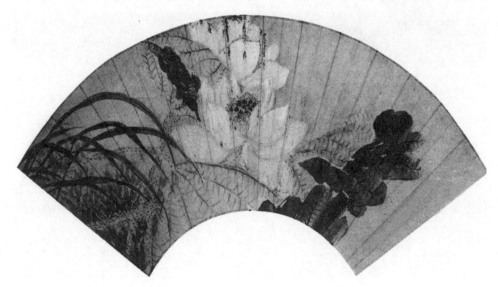

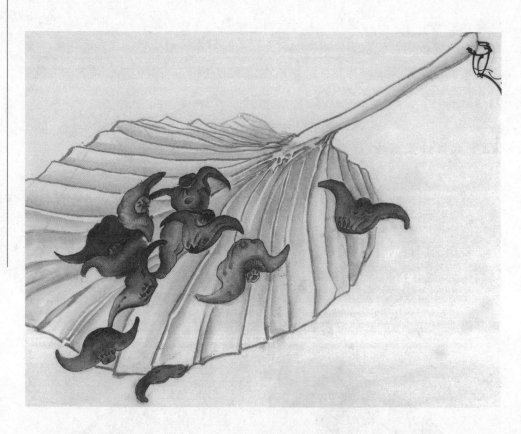

《四总穴歌》说："肚腹三里留，腰背委中求，头项寻列缺，面口合谷收。"这是循经取穴的很好说明，临床应用也非常广泛。例如，胃痛循经远取足三里、梁丘；胁痛循经远取阳陵泉、太冲等。又如头痛，因前头痛与阳明经有关，可循经远取上肢的合谷穴，下肢的内庭穴治疗等等。此外，根据皮部与经络脏腑的密切联系，临床上用皮肤针叩刺皮肤，皮内针埋藏皮内来治疗脏腑经脉的病症，又可通过刺络出血的方法来治疗一些常见病，如目赤肿痛刺太阳穴出血，咽喉肿痛刺少商穴出血，急性腰扭伤刺委中穴出血等等。经筋的病侯，多表现为拘挛、强直和抽搐等症，治疗多以局部取穴，这些都是经络学说在针灸治疗方面的体现。

经络不仅在人体生理功能上有重要作用，而且是临床上说明病理变化，指导辨证归经和针灸治疗的重要理论依据，是学习针灸的人务必要通晓的。

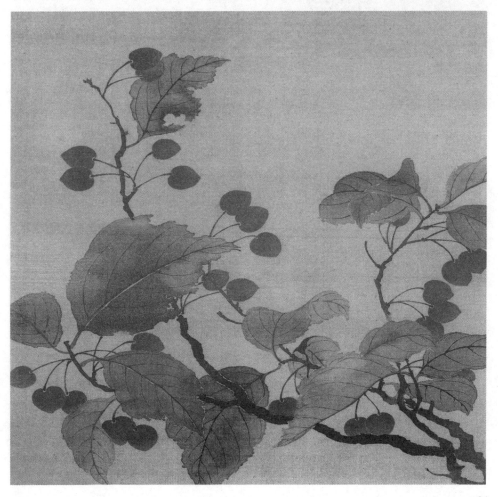

五、针灸与穴位

穴位古称输穴、腧穴、俞穴、气穴、孔穴、穴道等。穴位是指人体上适宜于针灸治病的部位，大多分属于一定经脉，位于筋骨、肌肉之间，有一定的广

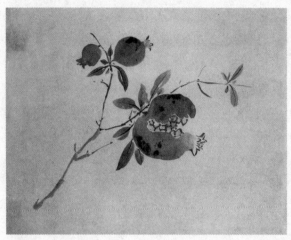

度和深度，借助于经络与体内的脏腑器官相通。实际上穴位是人体的经络、血气聚集和转输于体表的部位。

早在春秋战国时代的《黄帝内经》中，就记载了穴位160个，到晋代皇甫谧的《针灸甲乙经》，在《黄帝内经》的基础上，一下子增加到了349个。1989年世界卫生组织审定

采纳的《国际标准针灸穴名》为409个，其中十四经穴名为361个，经外穴名48个。

（一）腧穴的分类

腧穴可分为十四经穴、奇穴、阿是穴三类。

十四经穴：十四经穴为位于十二经脉和任督二脉的腧穴，简称"经穴"。经穴因其分布在十四经脉的循行线上，所以与经脉关系密切，它不仅可以反映本经经脉及其所属脏腑的病症，也可以反映本经脉所联系的其他经脉、脏腑之病症，同时又是针灸施治的部位。因此，腧穴不仅有治疗本经脏腑病症的作用，也可以治疗与本经相关经络脏腑之病症。

奇穴：奇穴是指未能归属于十四经脉的腧穴，它既有固定的穴名，又有明确的位置，又称"经外奇穴"。这些腧穴对某些病症具有特殊的治疗作用。奇穴因其所居人体部位的不同，其分布也不尽相同。有些位于经脉线外，如中泉、

中魁；有些在经脉线内，如印堂、肘尖；有些有穴位组合之奇穴，如四神聪、四缝、四花等穴。

阿是穴：阿是穴又称压痛点、天应穴、不定穴等。这一类腧穴既无具体名称，又无固定位置，是最以其压痛点或其他如麻木、感觉迟钝、麻木等病理反应作为针灸部位。阿是穴多位于病变的附近，也可在与其距离较远的部位。

（二）腧穴的命名

历代医家和劳动人民在长期的生活、生产实践中，通过对人体穴位的各种观察，积累了丰富的感性认识，他们通过整理、归纳，使腧穴逐渐有了自己的专用名字。

穴位的名称来源于与天文星象、地形地貌，古代解剖名词术语、动物形态、中医基础、穴位的主治功能等多个方面。古人发挥了充分的想象力和创造力，就连建筑、音乐、都市、街道，甚至一些杂物名称也都成了腧穴的名字，如眉头的攒竹穴、眉尾的丝竹空、人中旁边的口禾髎等都是以植物的形态命名的。耳门、颊车、大椎、会阴、曲骨等穴则是以腧穴所在部位的解剖名称命名的。睛明、听会、听宫、迎香、通天、水分等穴是以腧穴的功能和主治作用来命名的。而太阳、日月、上星、天枢、地机、丰隆等穴位则是用天文学的知识和气象学的知识命名的。

关于针灸穴位的命名，民间还流传着不少传说。

据称公元 1 世纪，王莽在医生和御屠协助下曾切开一名俘虏的尸体，用竹签来研究人体神经系统。无独有偶，一千年后，宋徽宗雇了一个画家，画出一名罪犯肢解后的人体器官。在徽宗之前，宋仁宗叫工匠打造了一个铜人，铜人身上显示出人体的整个神经系统。这个铜人还被用来作医官院学针灸的学生学习和考试的指导实物。据记载，凡针

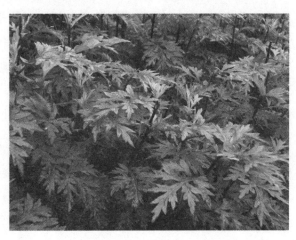

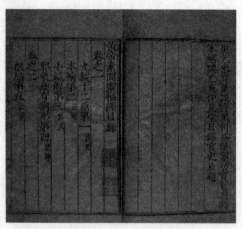

灸科学生考试，须先在铜人体外涂蜡，把水灌到体内，要求被考查者按指定的穴位进针，下针准确，则蜡破水出，否则就没水出来，这成为检验学生技艺的上佳手段。宋仁宗有一次因病昏迷，御医束手无策，最后只好找到一位民间医生来进行针灸。这个医生用针刺进了仁宗脑后一个不知名的穴位，刚一出针，宋仁宗就苏醒过来，睁开双眼，连声称赞："好惺惺!"这是在夸赞医术高明，"惺惺"在当时就是高明的意思，"惺惺穴"便由此得名。

相传，远古时有个人，劳动时突然肚子疼痛难忍，在回家的路上又不小心碰伤了小腿。奇怪，腿虽被碰伤了，肚子却不痛了。此后那个被碰伤的部位就被命名为"足三里"穴，并留传下针刺"足三里"可治胃痛的医疗方法。

(三) 腧穴的主治作用

1.近治作用：这是所有腧穴主治作用中具有的共同特点。凡是腧穴均能治疗该穴所在部位及邻近组织、器官的疾病。例如在眼区及其附近的睛明、承泣、四白、太阳等穴都可以治疗目疾，耳区及其周围的耳门、听宫、听会、翳风等穴均能治疗耳病，腹部的中脘、下脘、梁门、天枢等穴可治疗胃肠病。

2.远治作用：这是十四经腧穴主治作用的基本规律。在十四经腧穴中，尤其是十二经脉在四肢肘膝关节以下的腧穴，不仅能治疗局部病症，而且能治疗本经循行所涉及的远隔部位的组织、器官、脏腑的病症，甚至具有治疗全身疾患的作用。

3.特殊治疗作用：大量的临床实践已经证明，针刺某些腧穴，对机体的不同状态，可起着双向的良性调整作用。例如腹泻时，针刺天枢能止泻；便秘时，针刺天枢又能通便。此外，腧穴的治疗作用还具有相对的特异性，如针刺大椎退热，针刺至阴矫正胎位等，均是其特殊的治疗作用。

总之，腧穴的治疗作用的基本规律是：所有腧穴都能治疗该穴所在局部及邻近病症，四肢肘、膝关节以下腧穴绝大部分都能治疗本经及表里经循行远端的病症，头面部、躯干部的腧穴大多以治疗局部、邻近病症为主。部分腧穴的治疗具有影响全身的作用。因此，使用针灸治疗疾病具有广泛适应性和相当的安全性。

（四）简便的取穴方法

简便取穴法是临床上常用的一种简便易行的取穴方法。如以病人左右两手之虎口交叉，一手食指压在另一手腕后高骨的正中上方，当食指尖处有一小凹陷就是列缺穴。半握拳，以中指的指尖切压在掌心的第一横纹上，就是劳宫穴。患者两手臂自然下垂，于股外侧中指尖到达之处就是风市穴。垂肩屈肘取章门，两耳角直上连线中点取百会等等。这些取穴方法都是在长期临床实践中总结出来的。

当然我们还可以参考一下其他的取穴方法，如同身寸取穴法：

手指比量法是在分部折寸的基础上，医者用手指比量取穴的方法，又称"指寸法"。因人的手指与身体其他部分有一定的比例，故临床上医者多以自己的手指比量，但都要参照患者身材的高矮情况适当增减比例。一般有下列几种：

1. 中指同身寸：即以患者的中指屈曲时，中节内侧两端纹头之间作为 1 寸。这种方法适用于四肢及脊背作横寸折算。亦可用于四肢部直寸取穴和背部横寸取穴。

2. 拇指同身寸：即以拇指指间关节之横度作为一寸。适用于四肢部的直寸取穴。

3. 横指同身寸：又称"一夫"法。即将食、中、无名、小指相并，四横指为一夫，即四横指相并，以其中指第二节为准，量取四指之横度作为三寸。此法多用于下肢、下腹部和背部的横寸。

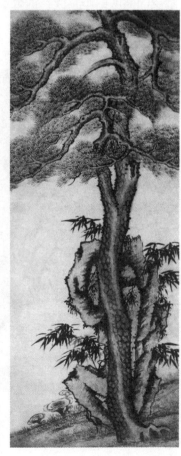

手指比量法必须在骨度规定的基础上运用，不能以指寸悉量全身各部，否则将长短失度。另外还可利用五官、毛发、爪甲、乳头、脐窝以及骨节凸起和凹陷、肌肉隆起等部位作为取穴标志。

比较明显的标志，如鼻尖取素髎，两眉中间取印堂，两乳中间取膻中，脐旁二寸取天枢，腓骨小头前下缘取阳陵泉，俯首显示最高的第七颈椎棘突下取大椎等。在两骨分歧处，如锁骨肩峰端与肩胛冈分歧处取巨骨，胸骨下端与肋软骨分歧处取中庭等。此外，可依肩胛冈平第三胸椎棘突，肩胛骨下角平第七胸椎棘突，髂嵴平第四腰椎棘突为标志取背腰部腧穴。

我们还可以利用关节、肌肉、皮肤，随活动而出现的孔隙、凹陷、皱纹等作为取穴标志。如取耳门、听宫、听会等应张口，取下关应闭口。曲池必屈肘于横纹头处取之，取肩髃时应将上臂外展至水平位，当肩峰与肱骨粗隆间出现两个凹陷，在前方小凹陷中是穴；取阳溪穴时应将拇指翘起，当拇长、短伸肌腱之间的凹陷中是穴；取养老穴时，正坐屈肘掌心向胸，当尺骨茎突之桡侧骨缝中是穴等等。

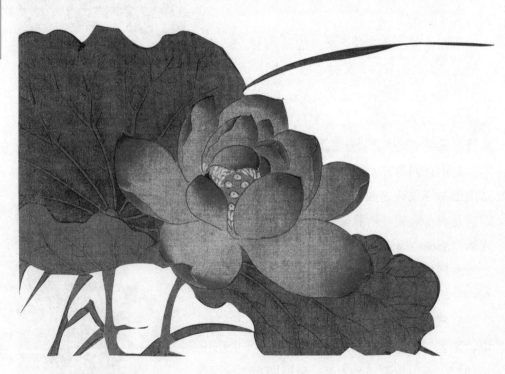

六、常用保健穴

中国古代人民很早以前就采用针灸方法保健强身。针灸保健，就是用毫针刺激人体一定的穴位，以激发经络之气，使人体新陈代谢旺盛起来，从而起到强壮身体、益寿延年的目的。

针刺保健与针刺治病的方法虽基本相同，但着眼点不同，针刺治病着眼于纠正机体阴阳、气血的偏盛偏衰，而针刺保健则着眼于强壮身体，增进机体代谢能力，旨在养生延寿。也正因为二者的着眼点不同，反映在选穴、用针上亦有一定差异。若用于保健，针刺手法刺激强度宜适中，选穴不宜多，且要以具有强壮功效的穴位为主。

（一）常用的养生保健穴位

1. 手太阴肺经上的保健穴

中府：在胸前壁外上方，前正中线旁开 6 寸，平第一肋间隙。本穴能宣肺理气、清泄心肺之热、平喘止咳，对增强肺脏功能有一定保健作用。针刺时向外斜刺或平刺、深 0.5—0.8 寸，不可深刺，以免伤及肺脏。

列缺：在桡骨茎突上方，腕横纹上 1.5 寸处。本穴能宣肺理气、利咽宽胸、通经活络，可防治咽喉肿痛、口眼邪、半身不遂、牙痛、咳嗽、气喘。针刺时向上斜刺 0.3—0.5 寸。

少商：在拇指桡侧指甲角旁 0.1 寸。本穴能清热、利咽、开窍，是急救穴之一，对发热、昏迷、休克、咽喉肿痛、癫狂、鼻衄有较好防治作用。针刺时应浅刺 0.1 寸，或浅刺出血。

太渊：在掌后腕横纹桡侧端，桡动脉桡侧凹陷中。本穴能清肺利咽、通畅经络，故可防

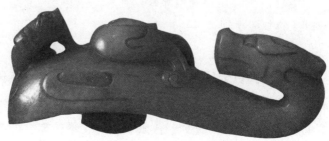

神奇的针灸疗法

27

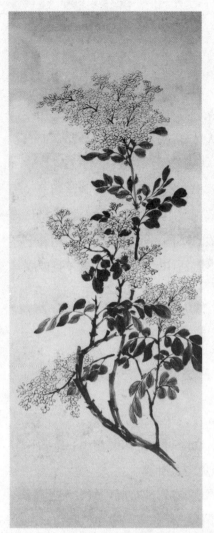

治肺部、咽喉疾病，又能防治无脉症。针刺时要避开动脉，直刺 0.3—0.5 寸。

2. 手阳明大肠经上的保健穴

合谷：在手背第一二掌骨之间，约平第二掌骨中点处。本穴是重要的保健穴之一，时常按摩或针刺，可长寿。其功能醒脑开窍、疏风清热、镇痛通络。可防治头面五官疾患。热疗、无汗、自汗、盗汗、经闭、滞产、昏迷、癫痫、痹症。直刺 0.5—1 寸。

曲池：位于肘外辅骨，曲肘，肘横纹尽头便是此穴。本穴能清热利湿、祛风解表、调和营卫，对上肢不遂、高血压、咽喉肿痛有较好疗效。实验表明，此穴具有调整血压、固齿、防止老人视力衰退的功效。可直刺 1—1.5 寸。

迎香：在鼻翼外缘中点旁开 0.5 寸，当鼻唇沟中。本穴功能清热散风、通鼻窍。对鼻塞、鼻衄、口喎、胆道蛔虫有较好防治作用。可斜刺或平刺 0.3—0.5 寸。

3. 足阳明胃经上的保健穴

足三里：位于膝眼下三寸，胫骨外大筋内。本穴为全身性强壮要穴，可健脾胃、助消化、益气增力、提高人体免疫机能和抗病机能。针刺本穴对胃痛、腹胀、呕吐、泻泄、便秘、高血压、神经衰弱，以及下肢痿痹症均有较好防治作用，可直刺 1—2 寸。

地仓：在口角外侧旁开 0.4 寸。本穴能疏风通络，可防治口咽、流涎、眼睑动，斜刺或平刺 0.5—0.8 寸。

4. 足太阴脾经上的保健穴

三阴交：位于足内踝高点上 3 寸，胫骨内侧面后缘。此穴对增强腹腔诸脏器，特别是生殖系统的健康，有重要作用。能防治肠鸣腹胀、泄泻、月经不调、带下、阳痿、遗精、遗尿、失眠、疝气、不孕等。可直刺 1—1.5 寸，针刺得气时，即出针；体弱者，可留针5—10分钟。每日一次，或隔日一次。

血海：在髌骨内上缘上2寸。本穴调和气血、祛风胜湿，可防治月经不调、崩漏、经闭、湿疹、膝关节痛。可直刺0.5—1寸。

5. 手少阴心经上的保健穴

神门：在腕横纹尺侧端，尺侧腕屈肌腱的桡侧凹陷中。本穴能养心安神，可防治心痛、心烦、健忘、失眠、惊悸怔忡、癫狂。可直刺0.3—0.4寸。

通里：在神门穴上1寸处。本穴安神宁心、通窍活络，对心痛、心悸怔忡、咽喉肿痛、暴喑、舌强不语、失眠、腕臂痛有较好的防治作用。可直刺0.5—0.8寸。

6. 手太阳小肠经上的保健穴

后溪：握拳，第五掌指关节后尺侧，横纹头赤白肉际。本穴宁心安神、舒筋活络、散风清热，能防治急性腰扭伤、落枕、头项强痛、耳痛、咽喉肿痛、牙痛、癫狂等症。可直刺0.5—1寸。

听宫：在耳屏前、下颌髁状突的后缘、张口呈凹陷处。此穴宁神志、宣通耳窍，故对耳聋、耳鸣、中耳炎、牙痛、癫狂等有较好的防治作用。针刺时宜张口，直刺1—1.5寸。

7. 太阳膀胱经上的保健穴

至阴：在足小趾外侧趾甲角旁约0.1寸。能清头目、通血脉、理气机，对头痛目眩、鼻塞、胎位不正有防治作用。能浅刺0.1寸，但孕妇禁针。

三焦俞：在第一腰椎棘突旁开1.5寸处。能健脾利湿。通利三焦，可防治水肿、腰背湿痛、水谷不化、泻泄、肠胀。针刺可直刺0.5—1寸。

肾俞：在第二腰椎棘突下旁开1.5寸处。此穴有补肾益精、壮腰利湿作用，对阳痿、遗精、月经不调、耳鸣耳聋、水肿、腰痛有较好防治作用。可直刺0.5—1寸。

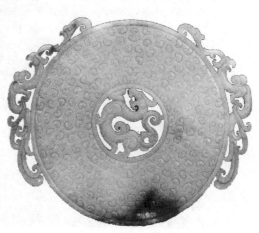

胃俞：在第十二胸椎棘突下旁开1.5寸处。本穴和胃理气、化湿消滞、是增强后天之本——胃气的保健穴，对胃痛纳少、腹胀肠鸣、呕吐、脾胃

 神奇的针灸疗法

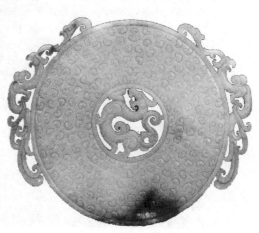

29

虚弱疗效较好。可斜刺 0.5—0.8 寸。

脾俞：在第十一胸椎棘突下旁开 1.5 寸处。是人体气血化生之源——脾的保健穴，功能健脾利湿和胃降逆，能防治肢体乏力、背痛、腹胀腹泻等症。宜斜刺 0.5—0.8 寸。

肝俞：在第九胸椎棘下旁开 1.5 寸处。是肝的保健穴，能舒肝利胆、养血明目。可斜刺 0.5—0.8 寸。

心俞：第五胸椎棘突下旁开 1.5 寸。本穴宁心安神、宽胸止痛，是心脏的常用保健穴，对心痛、心烦、惊悸、健忘、胸闷、梦遗、盗汗、癫狂有较好防治作用。不宜深刺，可斜刺，直刺 0.5—0.8 寸。

肺俞：在第三胸椎棘突下旁开 1.5 寸处，是肺的保健穴。可宣肺、平喘、理气，对肺功能失调引起的病症有防治作用。斜刺 0.5—0.8 寸，不宜深刺。

8. 足少阴肾经上的保健穴

涌泉：在足底前 1/3 与后 2/3 交界处，蜷足时凹陷中。本穴能宁神、开窍、清热，亦是常用的保健穴之一。对头痛、头昏、中风昏迷、休克、小儿惊风、小便不利、便秘有较好的防治作用。可直刺 0.5—1 寸。

太溪：在内踝与跟腱之间凹陷中。能壮腰健骨、益肾，是较常用的保健穴。

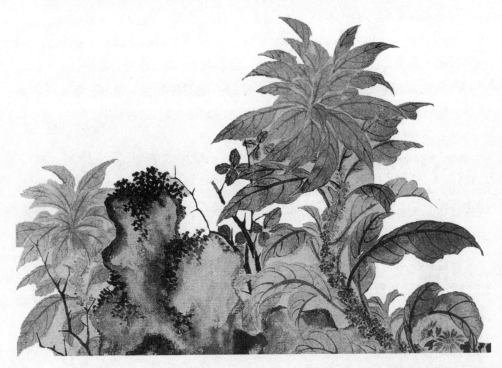

可防治腰痛、月经不调、阳痿、遗精、失眠、小便频数等症。针刺宜直刺 0.5—1 寸。

9. 手厥阴心包经上的保健穴

内关：在腕横纹正中直上 2 寸处。本穴宽胸安神、和胃止痛、降逆止呕，对心痛、失眠、胸闷、心悸诸多心脏病症皆有较好防治作用。可直刺 0.5—1 寸。

中冲：在中指尖端的中央，是常用的急救穴之一。能清心开窍，退热苏厥，对中风昏迷，舌强不语、心胸烦闷、热病中暑、小儿惊厥有一定的效果。宜浅刺 0.1 寸或点刺放血。

10. 手少阳三焦经上的保健穴

阳池：位于腕背横纹中，指总伸肌腱尺侧缘凹陷中。本穴能舒筋、通络、解热，有较好的保健作用，对肩臂痛、腕痛、扁桃体炎防治效果较好。宜直刺 0.3—0.5 寸。

支沟：在腕背横纹上 3 寸，尺桡骨之间。本穴能理气解郁，疏通腑气，通经络，能较好的防治便秘、胁肋痛、耳鸣耳聋。宜直刺 0.8—1 寸。

11. 足少阳胆经上的保健穴

风池：在胸锁乳突肌和斜方肌之间，平风府穴，是较好的保健穴之一。能聪耳明目、醒脑开窍、疏风解热，对神经衰弱、落枕、目赤痛、中风、耳鸣等症均有一定防治作用。针刺时宜针尖向对侧眼球方向斜刺 0.5—1 寸。

环跳：在股骨大转子最高点与骶骨裂孔连线的外 1/3 与 2/3 交界处。有较强的通经活络作用，对腰胯腿痛、中风偏瘫、风寒湿痹、坐骨神经痛、下肢麻痹诸症均有一定防治作用。可直刺 2—3 寸。

12. 足厥阴肝经上的保健穴

太冲：在足背第一二跖骨底之间凹陷中。能疏肝理气。镇惊熄风、通络活血，对头痛、目眩、高血压、胸满胁痛有防治作用。宜直刺 0.5—1 寸。

章门：在第十一肋端。本穴既可健脾、胃，又能疏肝理气、活血化瘀，凡腹胀、胃脘痛、胁痛、呕吐均可刺之。可直

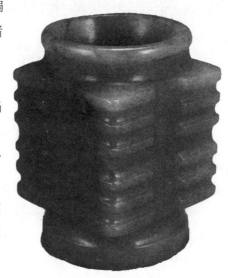

神奇的针灸疗法

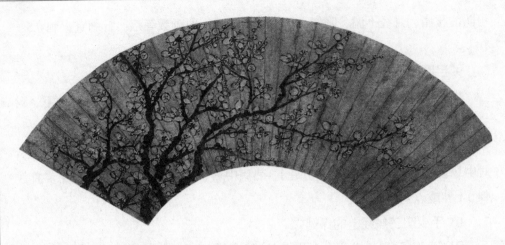

刺 0.8—1 寸。

（二）其他经脉上的保健穴。

命门：第二腰椎棘突下取穴。功能大补肾阳之气，固精壮阳。能防治腰痛、阳痿、痛经、神经衰弱、头痛。可向上斜刺 0.5—1 寸。

百会：在后发际正中直上 7 寸处。能开窍宁神、平肝熄风、升阳固脱，对头痛、目眩、中风不语、脱肛均有较好的防治作用。宜平刺 0.5—0.8 寸。

十宣：在手十指尖端，距指甲 0.1 寸。本穴清神志、利咽喉，是四肢部保健奇穴，对昏迷、中暑、热病、指端麻木、咽喉肿痛、晕厥有较好的治疗作用，可直刺 0.1—0.2 寸，或用三棱针点刺出血。

（三）个别穴位的特殊治疗作用

1. 强身健体足三里

足三里位于外膝眼下三寸。该穴位能治疗多种胃肠疾病，这已被大量的临床实践所证实。但是，足三里还有一个非常重要的作用，那就是强身壮体、防病保健。

中医认为，好的医生要在疾病还没有出现的时候就去预防它，这样人体才能保持正常的健康状态。早在两千多年以前的东汉末年，华佗就用足三里治疗各种慢性虚弱性疾病了。到了唐、宋年间，由于艾灸法盛行，艾灸足三里防病保健就更为广泛了，宋代医书甚至有"若要安，三里常不干"的说法。也就是说，一个要想平安无恙，就必须常年不断地灸足三里，因为灸过的部位会出现水泡，所以会形象地用到"不干"二字。

因为刺灸足三里能够治疗很多的慢性虚弱性病症，对贫血、眩晕、肢软无力、神经衰弱、久泄、久痢、脱肛、子宫脱垂等有很好的疗效，人们认为灸足三里可以推迟衰老、延年益寿，所以后人之称为"长生灸"或"长寿灸"。

在日本，有一个有趣的长寿之家的故事：天保十五年九月十一日，东京永代桥换架竣工。按照当地的风俗习惯，在竣工仪式上，应该请当地最年长的老寿星先过此桥。结果一位名叫满平的老人获此殊荣。年已 242 岁的满平走在前面，221 岁的妻子紧随其后，再后面是 196 岁的儿子，193 岁的儿媳，151 岁的孙子，138 岁的孙媳，以下近百岁的老人个个身体健壮。这个长寿的家庭让当时的人们惊叹不已。当被问到长生之术，满平微笑着回答：祖传每月初一至初八全家老少皆以艾灸足三里穴，祖祖辈辈始终不渝。

足三里强身健体的威力可见一斑。

2. 防治感冒"三风穴"

感冒是人类社会最常发生的一种外感疾病。不论男女、老弱，不分季节，都有得病的可能。中医学认为：感冒的发生是由于人体正气虚弱，邪气内侵，出现怕冷、发热、咳嗽、流涕、头痛、身痛的一系列症状。也就是我们所说的人体免疫力下降，是对自然界的致病因素抵抗能力减弱的结果。

风府、风池、风门就是防治感冒的三个重要腧穴。它们都有祛风散寒、宣通肺气的作用。如果在这三个穴位上施以灸法，对于防治风寒性的伤风感冒，会有更好的治疗效果。

3. 治疗呃逆翳风穴

翳风，位于耳垂后颞骨乳突与下颌骨之间的凹陷中。中医认为，呃逆是由胃气上逆引发而得的。翳风穴是手少阳三焦经的腧穴，有疏调三焦之气的功能。按压或针刺该穴可以得到

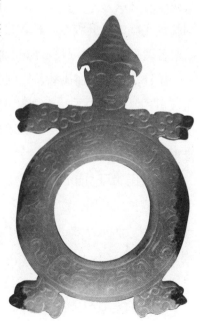

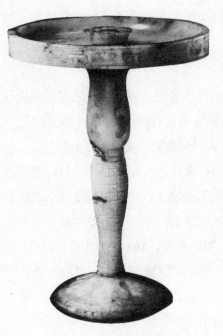

满意的治疗效果。

下面介绍一下比较简单的治疗方法。病人取坐位或卧位。医者以拇指、食指或中指按压。轻症以中度按压法，使人感觉酸胀、疼痛为度，每次按压 10 秒钟以上。重症久呃不止的，按压手法应重而强，使人口中分泌唾液，有难以忍受之感，每次按压持续 1 分钟左右。配合深呼吸后屏气数秒钟，效果会更好。按压一次不止者，可连续按压 2—3 次。止后又发者，只需施行轻中度按压即可获愈。

4. 高血压病取悬钟

高血压病是临床上常见的心血管疾病，患发人群较广泛。本病主要以头晕、头胀痛为主症，伴有胸闷、心慌、目眩、颈项板滞、肢体麻木等症状。

中医将高血压病归为"眩晕""肝风"等范畴。悬钟穴属胆经，胆为木之性，主疏泄条达。肝肾同源，肝胆相表里，可见胆与肾有关。肾主藏精，精能生髓。悬钟穴为八会穴之"髓会"，髓又能充于脑，而脑为"髓海"。因此，针刺悬钟穴既能舒肝理气、祛风止痛、通经活络，又能填精益髓、补肾健脑，所以对各型高血压病都有较好的治疗作用。

用针灸治疗高血压病，针刺前，先平静卧床 10 分钟。取双侧悬钟穴，针刺得气后用平补平泻手法，留针 30 分钟，期间每隔 10 分钟，行针一次。每日 1 次，治疗 5 天后休息 2 天，10 次为 1 疗程。每次治疗前后均测量 1 次血压，治疗期间停用降压药物。

高血压病可引起严重的心、脑、肾的并发症，很多人选择依靠西药来控制血压，但长期服用药物会有各种副作用。针刺悬钟穴治疗高血压病，简便易行，无副作用。而且疗效迅速、持久，并能明显改善高血压病的症状，是一种较为理想的治疗方法。

5. 太阳穴治疗情志病

社会的发展与进步给当代人带来更多的物质享受的时候，也同时附带了越来越多的工作和生活的压力，这使患心理疾病的人也越来越多，按揉太阳穴可很好的缓解各种焦躁、无奈、疲惫的现状。

我们所说的心理疾病指的就是中医里说的情志病，也就是情绪异常。中医认为"脑为元神之府"，人的一切思维、意志、情绪活动都与脑相关，而不恰当的情志活动则会影响到脑部气血的运行，从而影响脑部的血液供应及其功能活动降低，出现头昏、头痛、失眠、健忘、思想不集中等症状。

太阳穴在血管、神经丰富之处，用手法或者针刺来刺激这个穴位，可以直接增加大脑的血液供应，调节大脑的生理功能，进而影响全身的功能活动。

（四）可以益寿延年的穴位

益寿延年是个亘古不变的永恒话题，无论是古代帝王还是平民百姓。随着社会的发展人民的生活水平日益提高，人们越来越注重生活质量，抗老防衰、益寿延年的欲望也越来越强。

人们普遍认为，一个人只要健康无病，少受病邪的困扰和病痛的折磨，寿命就会自然而然地长一些。从这个意义上讲，人体的腧穴都有治疗疾病、解除痛苦的作用，有助于长寿。

但是，人体本身就有一些可以益寿延年的穴位，这些所谓的长寿穴本身就具有补益气血、延年益寿、强健身体、提高机体免疫力的功效。经常针灸或按摩这些穴位，就能够抗老防衰、延年益寿。

关元：位于腹部下正中线脐下 3 寸，即"丹田"所在。这是人体的肾阴肾阳相关之所，为男子藏精、女子蓄血之处。具有补益肝肾、滋阴壮阳、调理月经、强身健体的作用。每晚临睡前以中指指腹先顺时针方向按揉 100—200 下，再逆时针方向按揉 100—200 下。用力要适中，速度均匀。或者用艾条、艾柱等进行温和灸 5—10 分钟，使皮肤潮红，针刺宜皮肤针叩刺，每次 5—10 分钟，

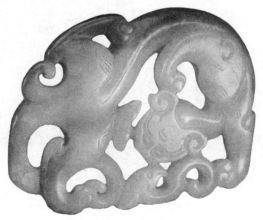

每天或隔日一次，使局部微红为度，注意孕妇禁用此法。

气海：位于脐下1.5寸，肚脐与关元连线的中点。它的功能作用和保健方法同关元穴，以补养肾气为主，兼补中气。凡是气血不足、少气懒言、动则气喘、疲乏无力的人最为适宜。

神阙：神阙就是肚脐的穴名。中医认为：肚脐是人的生命之根蒂，一个人在出生之前，是以胎儿的形式寄生在母体的，就是靠脐带与母体相连，吸收养分，才得以生存、生长、发育并不断长大的。现代解剖学证实，肚脐为腹壁最后闭合处，它的表皮角质层最薄，而且没有皮下组织，通透性能好，能很好地吸收药物中的有效成分。如果能够经常地用一些补益气血、抗衰防老的药研成粉末，敷于神阙穴，会起到很好的防病保健的作用。

中脘：该穴位于上腹部下中线，脐上4寸，正当胃脘部，所以叫做中脘。中医学认为：中脘穴既能健脾和胃、补益气血，又能通调胃肠、调畅六腑。长期坚持针灸中脘，不仅能增强胃肠的功能，还有助于防治各种胃肠病，使新陈代谢旺盛，后天之本强壮，提高人体对疾病的免疫力。利用中脘来养生保健，最宜施行按摩术、艾灸和拔火罐。穴位按摩应根据胃肠蠕动的方向，要按顺时针作环形按摩，每日早中晚饭后各1次，每次50—100下。艾灸则3—5分钟为宜。拔罐可留10分钟左右取下。

太溪：太溪穴属肾经，位于足内踝与跟腱水平连线的中点。有益肾精、滋肾水、补养肝肾的功能。坐位，屈膝，以拇、食二指拿捏足跟跟腱，着力点放在太溪穴处。长期坚持，会有很好的效果。

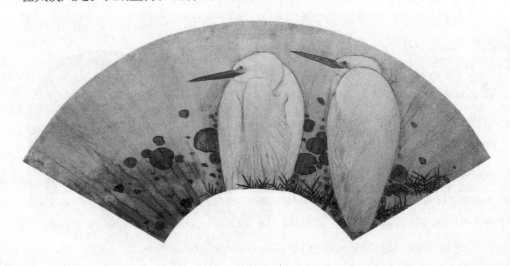

三阴交：脾、肝、肾三经的交会穴，位于内踝上 3 寸胫骨后缘。可健运脾胃、滋养肝肾、调节小便、调理月经，还有促进睡眠的作用。如果与关元穴同用，可以振奋人的先天之根、后天之本，使人的肝肾充足、脾胃之气旺盛，食欲增加，从而起到强身健体、推迟衰老、延年益寿的作用。

以上几处穴位皆为强身保健穴，只要经常按摩、艾灸、针刺或皮肤针叩刺，坚持数月或数年，一定能够提高机体的抗病能力，增强体质、抗衰防老、益寿延年。

运用针刺保健，除了掌握用针、选穴以外，还必须掌握一些刺法原则。刺法的原则关于配穴：针刺保健，可选用单穴，也可选用几个穴位为一组进行。若欲增强某一方面机能，可用单穴，以突出其效应；如果想要调整整体机能，可选一组穴位，以增强其效果。在具体运用中，可酌情而定。

用针刺保健，养生益寿，用针宜和缓，刺激强度也要适中，一般不宜过大。留针时间不要太久，得气后即可出针；针刺深度也应因人而异。尤其是年老体弱及小儿，进针更不宜过深，但形盛体胖之人，则要酌情适当深刺。

应该注意的是：针刺时应避开血管，防止出血。凡有自发出血倾向的患者不宜针刺，过于疲劳、饥饿，精神高度紧张者不宜针刺。怀孕三个月以内者，下腹部禁针；三个月以上者，上下腹部、腰骶部禁针。此外，凡能引起子宫收缩的腧穴，如合谷、三阴交、昆仑。至阴等均不宜针刺。皮肤有感染、溃疡、瘢痕或肿瘤的部位，不宜针刺。

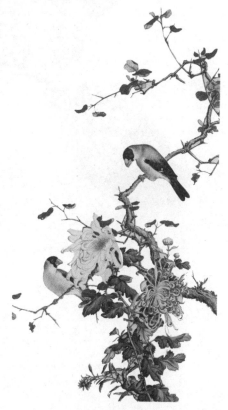

神奇的针灸疗法

37

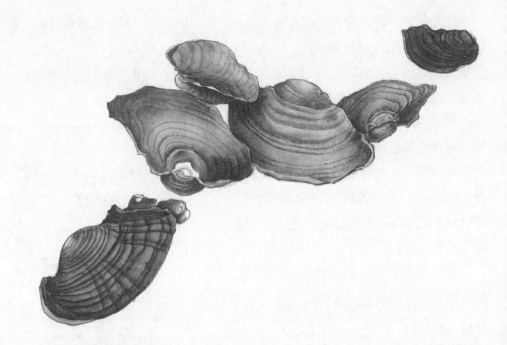

七、关于针灸的传说

　　针灸在我国医学发展史上一直占有举足轻重的地位，扁鹊用针刺的办法治好虢国太子"尸厥"病的故事一直在民间流传着。后代对针灸技术又多有发挥，在几千年的历史过程中，时刻验证着针灸技术的神秘与疗效的神奇。

　　唐代的孙思邈是一位德高望重的医生，当年他隐居在太白山上，到处奔走为民看病，在解除病人痛苦的同时留下了很多传奇故事。据说有一天，孙思邈外出行医，看见一行出殡的队伍迎面走来。一开始的时候他停在路边观看，忽然上前一步按住棺材大喊："且慢！且慢！"送殡的人以为他是疯子，要赶走他。他说："人还没有死，你们怎么忍心埋了呢？"众人说："人早就死了，你不要再胡说。"孙思邈说："人要死了，血会凝固的。你们看棺材底下正在滴鲜血，怎么说人死了呢？"众人一看，果然有细细一道血丝从棺材里流出来，于是赶紧打开棺材请孙思邈看。只见棺木里一个妇人面黄如纸，小腹鼓得很高，两腿之间正向外渗着鲜血。这女子的丈夫哭着说："我妻子婚后十年没有生育。这次怀孕一年多了，昨天才觉胎动，可是又难产死了。"孙思邈试了病人的鼻息和脉象，取出三根银针，一根刺人中，一根刺中脘，一根刺中极。三针扎下去，孕妇很快苏醒过来。众人把孙思邈当成了神仙，一齐跪下磕头。孙思邈让他们起来，又送给病人的丈夫一剂药、一幅图，并嘱咐他："赶快把病人抬回去，喝下这副药，再按图接生，保证母子平安。"病人回去后果然顺利地生下了一个大胖娃娃。

　　明朝的凌云，是久负盛名的医家，以针灸著称于世，精于取穴和刺法，被世人称为扁鹊在世。传说凌云在泰山遇到一个病人，马上就要气绝身亡了，他叹息了很久却也无计可施。这时忽

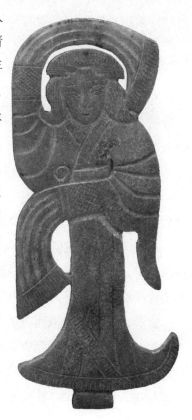

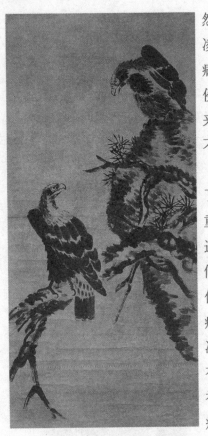

然来了一个道人对他说："你想救活他吗?"凌云说："想。"道人就用针刺病人的左腿，病人马上就苏醒了。道人说：这个人是毒气内侵，不是将死之病，毒邪散去了，自然就醒过来了。凌云向道人学了针术，就再也没有他治不了的病了。

又有一个人咳嗽，已经五天吃不下东西了，别的医生开了补益的药，可是他病得更严重了。家人找来凌云为他治病，凌云看后说，这是寒湿积聚造成的。穴位在头顶，针治的时候病人会晕过去，但是马上就会苏醒的。于是便让四个人分别拉住病人的头发，一针下去，病人果然晕了过去。他的家人都哭了起来，可凌云却仍然谈笑自如。过了一会儿，病人渐渐有了气息，醒了过来。凌云再让他的家人喂了补药，才拔出针来。病人吐了大约一斗的积痰，病就好了。

吴江有一个妇人要生产了，可是过了三天孩子还生不下来，她很痛苦，一心求死。凌云用针刺向她的心脏，起针后，胎儿随之就生下来了。这家主人很高兴，问他到底是怎么一回事。凌云说：这个孩子是抱心而生，我把他的手扎疼了，他就松开手了。大家看向那个孩子的手掌，果然有针刺过的痕迹。

明孝宗听说凌云的医名，就把他召进京城，让太医官把给铜人穿上衣服来试凌云的医术，凌云所刺的穴位没有不符合标准的。

这几个故事让我们不禁要感叹中医针灸疗效的神奇，竟然能让人起死回生、继续生产。幸运的是，我们并没有埋没这一门绝学，它在几千后的今天也仍然在治疗疾病中起着至关重要的作用，并逐渐地被全世界所接受。

针灸术不仅是传遍西方的中国文化的精粹，也是中国真正对西方科学技术产生影响的一个领域。尽管中医药随着中国移民很早就来到美国，但无论是民间还是官方，都公认针灸疗法是随着尼克松访华正式传入美国的。有很多美国人都知道，引发当年"针灸热"的导火索是发表在《纽约时报》上的一篇报道。

在美国针灸界和医学界流传得最广的一则关于针灸传入美国的传闻是这样的：在尼克松访华团成员中，有一名年轻的随团记者，在中国患了阑尾炎，住进了中国医院。中国医生在做阑尾切除术时，没有用麻药，而是用了针刺镇痛麻醉，手术十分成功。这位记者回到美国后，在纽约时报发表了一篇文章，介绍自己的亲身经历，从而引发了美国的针灸热。

据说，在针灸热刚开始时，由于中美尚未建交，在美国懂针灸的人很少，所以一时间"洛阳纸贵"。每日都有大巴士拉着患者从华盛顿到纽约找针灸医生看病，针灸师生意火暴，应接不暇，以至于诊室不够用而租下旅馆接待病人。针灸医师忙得只顾得给病人扎针，连取针的时间都没有，只好雇助手来拔针。有的针灸师生意兴隆，日进斗金，一个礼拜的收入就可以买下一栋房子。

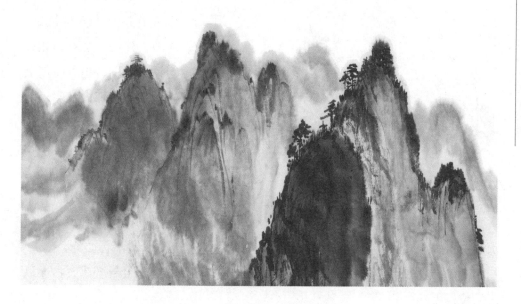

神奇的针灸疗法

八、常见疾病针灸疗法

（一）针灸治感冒

几乎人人都得过感冒，但如何治感冒，人们各有各的方法，有的人会选择吃感冒药，有的人会选择打消炎针，那么在众多的方法中，哪一个最简单有效，而且没有副作用的呢？针灸就是其中之一。

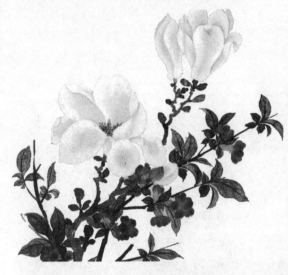

感冒有许多表现，针灸也应该对症治疗。如果是因受凉感冒了，可以先找这几个穴位试试：风池、曲池、外关、合谷，如果有一定的针灸基础，也可以加上风门穴。若发热，加大椎穴；若流鼻涕多，加迎香穴；咳嗽加尺泽穴、天突穴；若头痛，加太阳穴。以上这些穴位最好可加灸。若病程超过一周则加期门穴；若身体极度虚弱，可针刺关元、气海穴加灸。如果是因为夏天热着感冒了，针以上穴位就可以，不必加灸。

另外，感冒后多喝水，多休息才可以促进早日康复。不会针灸者，按摩以上穴位也可。

（二）针灸治头痛

是指头颅上半部，即眉目以上至枕下部为止范围内的疼痛，可见于多种急慢性疾病。中医治疗头痛需要经过辩症方可得到治疗方法。因此在这里我们又需要分部位来进行治疗。

前额头痛：多属实热或外感风寒，痛连眉棱骨。治疗上多选用头维、风池、攒竹、印堂、上星、合谷、内庭等穴位。

后头痛：多属肾虚或因瘀血所致，痛引后项，伴有头晕、头胀，多与颈椎病、脑挫伤有关。主要选用天柱、大椎、玉枕、脑户、后顶、阿是穴、昆仑、后溪。

偏头痛：多因少阳炎盛、痰浊所致，表现为疼痛连续不断，时发时止。严重时头昏眼花，视物不清，耳鸣，耳聋。主要选用太阳透悬颅、率谷、风池、列缺、外关、足临泣、丰隆、上星进行治疗。

巅顶头痛：多为肾虚肝亢或气血虚弱所致。表现为头痛隐隐，面色苍黄或暗黑。选用百会、前顶、阿是穴、足三里、合谷、三阴交、太冲、太溪等。

（三）针灸治面瘫

面瘫，即面神经炎。这种疾病的发生率很普遍，春、秋两季发病较高，可发生于任何年龄。

面瘫通常急性起病，没有一点征兆。往往是在清晨起床，或在漱洗照镜时发现一侧面部板滞、闭目不全、额纹消失、口角歪斜、鼻唇沟变浅或歪斜、漱口漏水、说话漏风，进餐时食物常滞留在患侧齿颊之间，不能作蹙额、皱眉、露齿、鼓腮、吹哨等动作，少数病人初起时有耳后、耳下疼痛及压痛。

中医认为面瘫多由脉络空虚、风寒之邪乘虚侵袭面部经络，以致经气阻滞，经筋失养，筋肌纵缓不收而发病。

通常在初始发病的急性期，病邪表浅的时候，在面部取穴宜少浅刺，手法宜轻，应以颈项部和四肢穴位为主，如风池、合谷、足三里、太冲等。

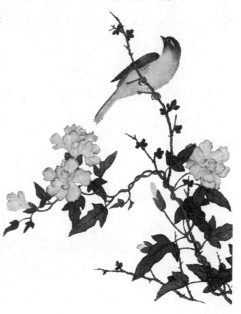

恢复期面部取穴则可适当增加，并使用透刺，如阳白、攒竹、四白、人中、迎香、颧髎、巨髎等，再配合远端四肢的穴位，用平补平泻的手法，刺激适度。

另外，在针刺后，面部给予艾条温

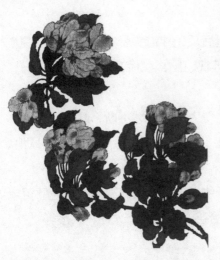

和灸 10—15 分钟，可祛风散寒，改善病变部位的血液循环，消除水肿、降低神经损害，促使神经功能恢复，加速痊愈，防止后遗症的发生。在及早采用针灸治疗的同时，酌情选用修复和营养神经药物辅助治疗，如维生素 B1、B12、弥可保、三磷酸腺苷、脑活素等以助受损神经的恢复，亦可服中药牵正散等。

此外，治疗期间应注意休息，保持充足的睡眠，少看电视、电脑，避免各种精神刺激和过度疲劳，禁止吸烟，避免局部风吹受寒，面部热敷，按摩时不能过频、过重。

（四）针灸治月经紊乱

月经紊乱是指神经、内分泌失调所引起的子宫异常出血和月经紊乱，为妇科常见病，多见于青春期和更年期。

中医认为：一般青春期功血重在补肾气，益冲任；育龄期功血侧重于疏肝养血，调和冲任；更年期功血又当滋肾调肝，兼补脾胃、调冲任。以任脉、足太阴脾经穴为主。

因此，针刺关元、肾俞、子宫、三阴交等穴会起到很好的治疗效果，虚证用补法，可加灸；实证用刺血法，这样就可以扶助正气，祛除瘀血。

另外，还可以使用耳针来治疗本病，选用皮质下、内分泌、肝、脾、肾、神门。中等刺激，每日 1 次。

（五）针灸治痛经

中医认为，痛经是由情志所伤，六淫为害，导致冲任受阻；或因素体不足，胞宫失于濡养，致经期或经行前后呈周期性小腹疼痛的月经病。一般多见于未婚女青年。

痛经多因情志不舒，肝气郁结，气机不畅，血不能随气流通，以致经血滞于胞宫而作痛。另外，久居潮湿之地，或经期冒雨涉水，或过食生冷，血得寒则凝，以致经行不畅而作痛，平时怒伤肝，肝气郁结；更合经行、产后，摄生不慎，或洗涤不洁，不禁房事，湿热之邪内犯胞中，稽留于冲任，肝气与湿热搏结于胞脉，发为痛经。素体虚弱，或脾胃素弱、大病、久病伤耗气血，以致精血不足，胞脉失养而作痛；或体虚阳气不振，血失温运，胞宫阳虚寒凝，经水滞行而作痛，这些都是本病发生的原因。治疗时多选用太冲、曲泉、三阴交、气海、中极、水道、地机、足三里、脾俞、子宫等穴位进行针刺治疗。

痛经的治疗时间，以经前 3—5 日开始至月经期末为宜，连续治疗 3 个月经周期。平时应调情志，适寒温，忌生冷，锻炼身体，讲卫生。

（六）针灸治咳嗽

中医认为，咳嗽是因邪客肺系，肺失宣肃，肺气不清所致，以咳嗽、咯痰为主要症状的病症。

人体一旦遭受外邪侵袭，遂使肺气室遏不宣，清肃之令失常，使肺气上逆而为咳。由于六淫中风、寒、燥、热等邪性质不同，因而临床可出现风寒、风热、燥热等不同咳嗽。如饮食不节，嗜食肥甘辛辣，损伤脾胃，脾失健运。酿湿生痰，痰湿上贮于肺；或七情所伤，肝失条达，气郁化火，气火循经上逆犯肺所致。因肺脏自病者，常由肺系多种疾病迁延不愈，导致肺脏虚报、气阴两伤和肃降无权而为咳嗽。

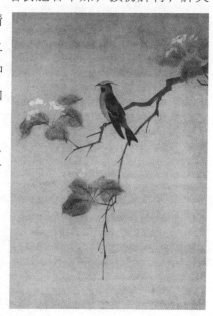

治疗上可选用合谷、列缺、肺俞、外关、大椎、曲池、尺泽、照海、丰隆等穴。还可以在肺俞、膈俞、风门进行拔罐。每日 1 次，留罐 15 分钟。

在针灸治疗的同时，我们应该意识到急、慢性咳嗽与气候、饮食、情志等有关，故宜注意保暖，忌食辛辣厚味，远烦戒怒，这样才有助于咳嗽更好地恢复。

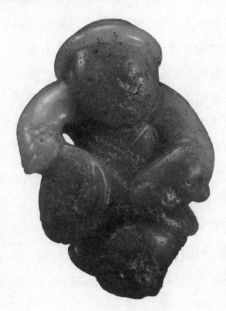

（七）针灸治便秘

便秘以排便间隔时间延长超过三日以上、大便干结难解为主要临床表现。

中医认为，饮食入胃，经过脾胃运化、吸收其精华之后，所剩糟粕最后由大肠传送而出，遂为大便。若肠胃受病，或因燥热内结，或因气滞不行，或因气虚传送无力，或因阴血虚致肠道失润以及阴寒凝结等，均能导致便秘。

因此，治疗上通常选用合谷、曲池、腹结、上巨虚、中脘、阳陵泉、气海、行间、天枢、脾俞、胃俞、大肠俞、三阴交、足三里、关元等穴位，另外，患者应注意改变偏食习惯，多食蔬菜水果，进行适当的体育锻炼，养成定时排便习惯。

（八）针灸治失眠

失眠可见于各种人群，轻者入寐困难或寐而易醒，醒后不寐，重者彻夜难眠，常伴有头痛、头昏、心悸、健忘、多梦等。

中医认为睡眠由心神所主，神安则寐，神不安则不寐。但神安需依赖阴血充养，卫气充和，肝气调达，心肾相济，以维持气血阴阳的协调，使阴与阳交，睡眠正常。大凡阴血不足，或阳热过亢，均会造成失眠。

治疗上选用行间、足窍阴、风池、神门、公孙、丰隆、脾俞、心俞、三阴交等穴，如果是老年睡眠时间逐渐缩短而容易醒觉，如无明显症状则属生理现象。

（九）针灸减肥

减肥，无论是根于健康之上还是为了追求美，都无可厚非，但正确、合适、健康的减肥方法却很重要。针灸就是最为保险而有效的方法之一。它疗效独特，安全方便，无不良反应。

中医认为，肥胖的形成，与先天禀赋、过食肥甘、疏于劳作运动、七情过度、脾胃失调有关。在针灸过程中，针刺天枢、水分、滑肉门、外陵、水道、大横、带脉、上脘、足三里、三阴交会起到阴阳平和的作用。

如果分部位减肥的话，我们可以适当地加入以下穴位。

背部：肺俞、魄户、膈俞、膈关、三焦俞，采用平补平泻法。

臂部：用排针法。

臀部：环跳、环中，用泻法。

大腿：梁丘、伏兔、箕门，用排针法。

小腿：针刺委中、承山，用泻法。

以上的穴位，一般每次取穴 10 个左右，根据个人的体质肥胖程度、除四肢远端腧穴外，其他穴位均可深刺，直至是气而止，加用电针刺激，每次 30 分钟。轻、中度肥胖 10 次 1 疗程，重度肥胖 20 次 1 疗程。前 3 天每日一次，以后隔日一次，疗程间隔 5—7 天。

在针灸治疗期间要选择合理饮食。要注意清淡，少食甜食及厚味，多以素食为主。但家禽、瘦猪肉、兔肉、牛奶、鸡蛋也不可缺少。忌睡前进食，宜戒酒，并禁饮咖啡，夏季少食甜冷饮。并配合有氧运动，以增加耗能，有利于脂肪的代谢消耗。针灸减肥不同于药物减肥等，药物作用通常有一定的期限，而针灸减肥是通过调整患者内在功能而发挥内因作用，所以一般不会在针灸减肥治疗停止后很快又发胖。也就是说，针灸减肥一般不反弹。

近年来，针灸减肥已备受国内外学者所关注，是目前最有效的一种健康减肥方法。特别是针灸治疗由内分泌失调引起的肥胖、单纯性肥胖等，可迅速减去多余脂肪、收紧皮肤、不松弛、无皱纹，且不影响身体健康。针灸减肥适用于长期减肥无效、药物

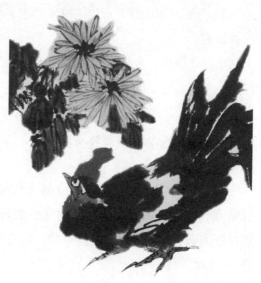

减肥失败者，具有肥胖患者无需节食、无需大运动量运动、无手术痛苦等优点。

（十）针灸美容

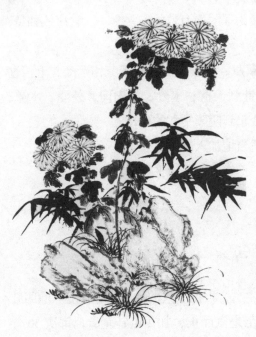

随着人民的生活水平日益提高，人们越来越注重"面子"问题，于是美容产业应运而生，越来越为人们所关注。运用针灸进行美容，是重要的美容方法之一。它操作简便，安全可靠又无任何副作用，因而普遍受到人们的欢迎。

所谓针灸美容，就是运用针刺，艾灸的方法，补益脏腑，消肿散结，调理气血，从而减轻或消除影响容貌的某些生理或病理性疾病，进而达到强身健体、延缓衰老、美容益颜的一种方法。

针灸美容包括针法和灸法两种。其中针刺法采用银针刺入穴位及患病处皮肤，再施以适当手法，使病人产生酸麻胀痛及冷热等感觉，达到美容及健身祛病的目的。灸法则是运用艾柱等药物放在相应的穴位及部位上用火点燃，通过药物的渗透及局部热效应，使机体产生各种生理反应，达到美容抗衰老以及治病的目的。

中医学认为：外部容貌只是人体这个有机整体的一部分，它的荣衰与脏腑、经络、气血有密切联系。只有脏腑功能正常，气血旺盛，才能青春常驻。因此，美容应当从补益脏腑、调理经络气血着手，这才是真正的、根本的美容方法。而针灸美容就是从这种整体观念出发，滋补脏腑气血，保健身体，使健康与美容相辅相承。

1. 祛斑消痣：火针在局部点刺。耳穴取心、肺、交感、皮质下、内分泌、过敏点，月经不调者加子宫、附件、腹等穴；失眠者，加神经衰弱点、神门，慢性肝胆病者加肝炎区、胰胆、脾。用王不留行籽帖压 2—3 天，每天可自行按压 3—5 次。

2. 润肤：针刺肺俞、合谷、曲池、照海、太溪、复溜、足三里、三阴交等穴，可增加皮肤弹性。

3. 美白：针刺中脘、合谷、曲池、手三里、足三里、丰隆、内庭、上巨虚、下巨虚等穴，每次选取穴2—4个，留针30分钟，10次为一个疗程。有排毒养颜之功效。

4. 除皱：以皱纹处或眼周穴为主，选用睛明、承泣、四白、印堂、太阳、阳白、丝竹空、瞳子髎。睛明、承泣用指压和按摩法，其他穴用美容针顺着皱纹的方向平刺进针，皱纹较深或皮肤松弛处用提捏进针法或舒张进针法，齐刺为主。留针30分钟，隔日一次，10次为一个疗程。

5. 眼袋：承泣、四白、太阳、瞳子髎、合谷、足三里、三阴交、神阙。承泣用美容针朝着鼻侧或眼外角的方向平刺进针，神阙用灸法。

6. 美发：针刺百会、四神聪、头维、风池、天柱、太溪、复溜、肾俞等穴，可起到防治脱发、白发等作用。

7. 丰乳：可针刺中脘、膻中、膺窗、乳根、脾俞、胃俞、颐中、足三里、三阴交、内关等穴。

8. 若想达到皮肤红润的效果，则可在针刺时选取心俞、小肠俞、肝俞、神门、关元、太溪、血海、膈俞、太冲、合谷、内关等穴，每次选取4—6穴，留针30分钟，隔日一次，10次为一个疗程。

除此之外，刺激足三里、三阴交、

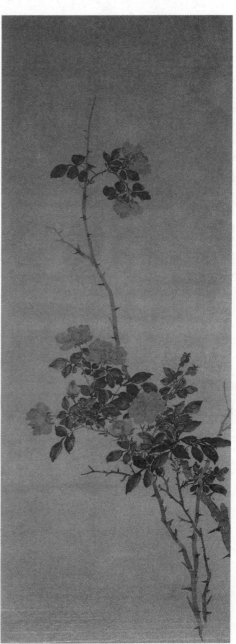

太溪、关元、心俞、肝俞、关元俞等穴，能全面抗衰老。针刺时注意留针30分钟，隔日一次，10次为一个疗程。

实践证明，针灸美容对于治疗黄褐斑、痤疮、扁平疣、老年斑、脱发等都有显著的效果。针灸美容没有绝对禁忌症，同任何疗法适当配合都能提高疗效。而且针灸美容较之于仅注重局部皮肤营养而达到美化容颜的西方美容方法，效果更加稳定、持久，这也是针灸美容越来越引起人们重视和关注的一个重要原因。

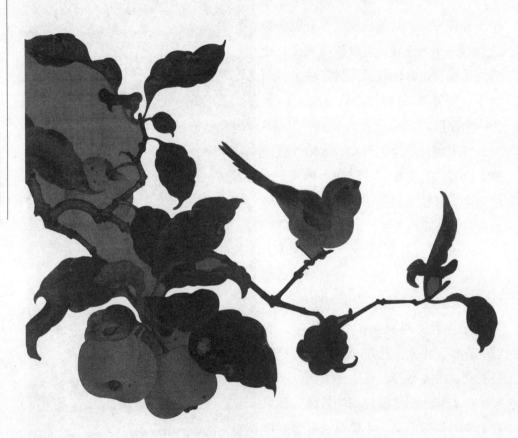

望闻问切

中医学是一门研究人和自然关系的自然科学，但是这门自然科学已经上升到了哲学的高度。中医认为人和自然是一个和谐统一的整体，自然环境的不同变化对人体会产生不同的影响，同时人本身也是一个整体，内在的五脏六腑与外在的皮毛形体官窍之间是密切相关的。对外部来说，掌握了外部的变化就可以推测出内脏的疾病；对内部来说，了解内脏的疾病就可以测知外部的表现。

一、看得见的疾病

《史记·扁鹊仓公列传》记载：扁鹊过齐，齐桓侯客之。入朝见，曰："君有疾在腠理，不治将深。"桓侯曰："寡人无疾。"扁鹊出，桓侯谓左右曰："医之好利也，欲以不疾者为功。"后五日，扁鹊复见，曰："君有疾在血脉，不治恐深。"桓侯曰："寡人无疾。"扁鹊出，桓侯不悦。后五日，扁鹊复见，曰："君有疾在肠胃间，不治将深。"桓侯不应。扁鹊出，桓侯不悦。后五日，扁鹊复见，望见桓侯而退走。桓侯使人问其故，扁鹊曰："疾之居腠理也，汤熨之所及也；在血脉，针石之所及也；其在肠胃，酒醪之所及也；其在骨髓，虽司命无奈之何。今在骨髓，臣是以无请也。"后五日，桓侯体病，使人召扁鹊，扁鹊已逃去。桓侯遂死。

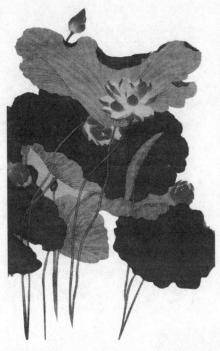

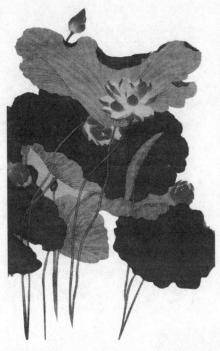

这是我们都熟悉的扁鹊见齐桓侯的故事，说明望诊是非常神奇的，但要治疗用药，还要四诊合参，仔细辨证，健康所系，性命相托，来不得半点马虎。

在中医的眼里，人是一个统一的整体，五脏六腑通过经络与全身密切相关，所以某一个局部也可以反映五脏六腑的健康状况，下面我们来看一下五脏六腑在面部的反映：

天庭（额头）对应头面部；眉心的上部对应咽喉；眉心对应肺；两眼之间也就是鼻根部对应心；鼻柱部位对应肝；鼻柱左边对应胆；鼻头对应脾；鼻翼两旁迎香穴上方对应胃；两侧颧骨稍下方，鼻翼两旁迎香穴以外的部位对应大肠；外面的面颊部对应肾，其下方对应脐；鼻柱两侧颧骨内侧对应小肠，鼻头下人中穴（人中沟上13与23的交点处）对应膀胱和子宫；颧骨处对应肩；颧骨外后方的颧弓对应臂，其下部对应手；内眼角以上的部位对应胸和乳房；颊

 传统中医疗法

的外部上方对应背部；沿颊车穴（耳前下方，咬牙时隆起的肌肉处）以下对应大腿；上下牙床的中间部位对应膝，下部对应脚；口角大纹（法令纹）处对应大腿内侧；面颊下的下颌角部对应膝盖；以上是五脏六腑肢体分布在面部的位置。

脸色的变化

脸色沉暗说明疾病在五脏里；脸色光亮不缺乏光泽说明健康状况良好或疾病在表在六腑；如果病变部位出现和整体面色不协调的红黄色，说明是风邪致病；如果病变部位出现和整体面色不协调的青黑色，说明有疼痛的病症；如果病变部位出现和整体面色不协调的白色，说明是受寒所致；如果病变部位出现和整体面色不协调的黄色而且局部非常柔软，皮肤润泽，说明已经成脓；如果病变部位出现和整体面色不协调的深红色，说明有瘀血；如果疼痛非常严重，大多是因为筋脉拘挛；寒气伤害皮肤，如果寒气非常重，就会使皮肤麻木没有知觉，不知痛痒，比如说冬天非常冷的天气如果不戴手套，时间长了手就冻木了，没有知觉了。青赤黄白黑五色都可以在一定情况下表现在脸上的一定部位，我们可以观察颜色的浅深而了解疾病的轻重：颜色浅的病轻；颜色深的病重。虽然同样是病色，还要看皮肤有没有光泽，病色有光泽说明疾病容易治，病色没有光泽说明疾病不容易治，观察疾病颜色出现的部位就可以知道病在何处。医生聚精会神地望色辨证，就能正确分析和判断以往病的情况和当前病的发展变化，所以对于气色的变化，如果不作精微细致地观察，就判断不出疾病的是非来，必须专心致志地分析研究才能知道新病旧病的关系及其发展变化的规律。脸色不显现应有的光亮，却显现出沉滞晦暗，主病重。虽不明亮，也不润泽，只要没有晦暗的现象，这病不致趋向严重。病色散而不聚的，说明病势也将分散，即使有痛症，也只是由于气滞不通引起的，并不是积聚的病。

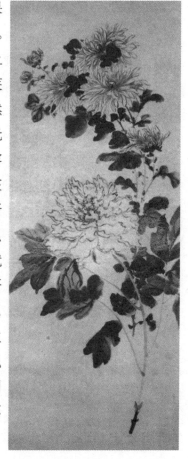

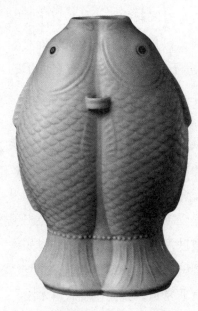

五脏热病

肝脏有热病就会出现左脸颊（颧部）先出现红色；心脏有热，额头就会先出现红色；脾脏有热，鼻头就会先出现红色；肺脏有热，右脸颊（颧部）就会先出现红色；肾脏发生热病，口角后腮的下部就会先出现红色；疾病虽然还没有发作，但面部已经有红色出现，这时就应该针刺泻热，这叫做"治未病"。热病只是在五脏色部出现红色，并没有见到其他症状，说明疾病情况还比较轻，如果在这时给予及时的治疗，就相当于刚好看到小偷准备偷羊时就把他赶跑了，没有遭受什么损失。

看眼睛

眼睛的功能是否正常是肝血是否充足的外在表现，肝血充足则目光有神，眼睛分辨能力强，看东西清晰，如果肝血不足，视力就会下降。同样，长时间的用眼而不能得到休息也会损伤肝血，比如长时间看电视、看电脑，就会损伤肝血而使视力下降。

眼睛又可以与五脏相配属，白眼仁属肺，黑眼仁属肝，瞳孔属肾，内外眼角红肉属心，上下眼睑属脾。

经常瞪眼睛的人火气太大，经常闭眼睛的人阳气不足；眼睛红肿疼痛说明有实热，如白眼仁发红是有肺火或外感风热；两个眼角的血络红且疼痛说明有心火；眼睑上下边缘红烂，长小水泡说明脾有湿热，整个眼睛红肿说明肝经风热；白眼仁发黄是黄疸病的主要标志；眼内外角血络淡白说明心血虚或失血；眼眶色黑晦暗说明肾虚；眼睑浮肿大多是水肿的表现，但偶尔一次低枕睡眠后出现眼睑稍稍有点肿第二天又消失了，这种情况不属于病态；眼窝凹陷多见于吐泻脱水或气血虚衰的病人；眼睑如果肿起像麦粒似的结节，但红肿不严重的是针眼；睡眠时眼睛闭不严，说明脾胃虚弱或吐泻伤津，小孩多见；双眼睑下垂多为先天不足，脾肾亏虚。

看鼻部

红黄隐隐而有光泽为正常。

鼻头色微黑说明有水气；鼻头色黄说明胸上有寒，一定出现小便困难的表现；鼻头色白说明失血；鼻头在春秋冬出现红色（不包括长期饮酒蕴毒的酒渣鼻）说明疾病非常严重，甚至有生命危险；鼻尖青黄，其他部位没有疾病说明是淋证；鼻青，同时腹痛、舌头冰凉的人有生命危险；鼻孔张开仰面呼吸，呼吸非常困难说明生命危在旦夕；鼻色红黄隐隐而没有光泽说明身体虽然看似健康但脾胃有伤；鼻头色青说明腹部疼痛；鼻头色黑而没有光泽说明津液亏虚，阳明经有热或阴虚内热；鼻孔干燥并且颜色黑得像煤烟，说明热毒已深，津液枯涸或平时就是阴虚的体质或精血亏虚；鼻孔色黑凉而润滑说明阴毒冷极；产妇鼻孔色黑说明恶露上冲，危及生命；鼻根部明亮有光泽多为健康或新得的病；鼻根部颜色晦暗而缺少光泽说明疾病已经很久了；鼻根部白而缺乏血色说明心阳不足，有心脏疾病；鼻根部出现青灰色或紫暗说明心血瘀阻。

看口唇

唇舌是肌肉的根本，足太阴脾经的经气衰竭了，血脉就得不到营养，血脉得不到营养肌肉就会软弱无力，肌肉软弱无力舌头就软弱无力甚至萎缩。

口唇正常颜色为淡红色；红肿说明有热；青黑说明有寒；鲜红说明阴虚火旺；淡白说明气血亏虚。

唇上下端正说明脾端正，唇偏举的人脾偏倾，口唇上翻的人脾高，口唇下垂的人脾低，唇坚实的人脾坚实，唇大而不坚的人脾脆，脾出现疾病时口唇表现出黄色。

上下两唇都红的人说明有心火；唇白说明肺气虚，亏气亏血，白而有光泽说明病轻，白而无光泽说明病重；唇白食欲差、食量小、咳嗽气喘说明肺脾气虚；唇如橙黄色说明脾湿化热；唇色淡黄晦暗、缺少光泽说明脾胃大虚；唇色青多为寒证、痛证血脉凝滞；唇色黑比唇色青疾病更重，说明寒到极点痛到极点；唇色青而深紫说明内有郁热；膀胱移热于小肠，大

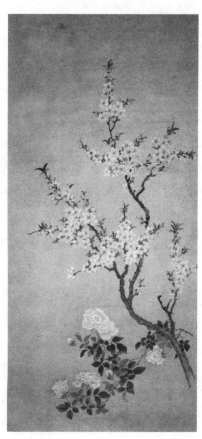

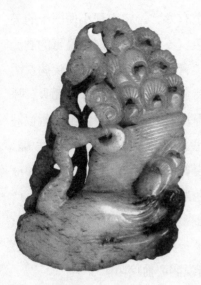

小便困难，容易发生口生疮而糜烂，凡是疾病口唇生疮的说明火邪外出，邪气外散；唇色鲜红说明阴虚火旺或脏腑湿热蕴结，女性多有月经先期，月经过多或崩漏；唇色深红说明是实证热证，热盛伤津；红肿而干说明热盛；上唇红下唇白的人说明肾虚，心火不能下降温暖肾水；上唇淡白下唇深红说明胃冷脾燥，唇红如血色说明温病邪热已入血分；上唇色苍白泛青说明大肠虚寒，容易出现泄泻、腹胀气、腹痛；下唇苍白为胃寒，容易出现胃部冷痛，上吐下泻；下唇绛红色说明有胃热；唇色紫红说明热盛，有瘀血或虫积腹痛；口唇绛紫多因阴寒内盛，心血瘀阻，女性多见月经推后，血色紫暗，有血块甚至闭经；唇色红暗缺少光泽说明气滞血瘀或痰浊内阻。

看舌头

淡红色的舌头，舌头上面有薄薄的一层白苔，说明很健康或感受了风寒，疾病轻浅尚未影响到舌；舌尖红白苔，说明感受了风热或心里有事，想事情想的时间太长，有了心火；淡红色的舌头，白色的苔像食物腐坏了一样，说明有食积胃肠或有胃热；淡红色的舌头，黄白色的苔，说明感受风寒或风热已经传入体内转化为热病了；淡红色的舌头，白色的苔很厚而且黏腻，说明体内有痰湿水饮或食积胃肠或受寒湿而关节疼痛；淡红色的舌头，舌头上面有一层薄薄的黄苔，说明体内有热但热不重；淡红色的舌头，舌苔黄而且舌面干燥不滋润，说明长时间里热伤津使体内津亏干燥；淡红色的舌头，黄色黏腻的苔，说明体内有湿热或痰热内蕴或食积化热；淡红色的舌头，灰黑色的苔但滋润不干燥，说明体内寒气重。

鲜红色的舌头，白苔而且舌体干燥，说明体内有热津亏；鲜红色的舌头，白苔像污垢一样，说明正气虚弱，抵抗力差或有湿热；鲜红色的舌头，白苔黏腻，说明体内有热并且有痰湿；鲜红色的舌头，舌头上有一层薄薄的黄苔而且干燥，说明体内有热，津液已经轻度受损；鲜红色的舌头，舌头上有一层厚厚的黄苔而且干燥，说明气分热盛而且津液已经进一步受损；鲜红色的舌头，黄色的苔而且黏腻，说明痰湿和内热已经交结在一起；鲜红色的舌头，舌体比较瘦，黑色的苔而且干燥，说明津液和血液都枯竭了。

深红色的舌头，黄色干焦的苔，说明胃肠有热或内热深重；深红色的舌头，黑色的干苔，说明热到极点，伤害津液和血液到了一定程度；深红色的舌头，没有苔，说明邪热入血或阴虚火旺。

紫色的舌头，黄色的干苔，说明热到极点，津液和血液都枯竭了；紫色的舌头，黑色干焦的苔，说明热毒深重，津液大伤；紫色的舌头，白色滋润的苔，说明阳虚寒盛，气滞血凝。

淡白色的舌头，没有苔，说明脾胃虚寒，亏气亏血，或久病阳气虚衰；淡白色的舌头，舌苔中有部分剥落，说明气血两虚或胃阴不足；淡白色的舌头，白色黏腻的苔，说明脾胃虚弱，体内有痰湿；淡白色的舌头，黑色滋润的苔，说明体内有寒，阳气不足，有痰湿停留在体内。

看耳朵

肾开窍于耳，手足少阳经、手足太阳经和足阳明胃经均分布于耳周围。耳朵不仅是听觉器官的组成部分，而且还是观察和诊断疾病的窗口，耳部的形态、色泽等变化，突然长出的突起物和压痛点都和人的健康有一定的联系。

耳朵肿大，说明邪气实，大多属于少阳相火上攻；耳朵小而缩住不开，说明先天不足，体质虚弱；耳朵薄而小，说明多肾气亏虚；耳朵色白说明肺气虚；耳部红肿说明少阳相火上攻或为肝胆湿热；耳部色如橘皮色，说明是黄疸；耳轮焦黑，说明肾虚；耳轮纯青，多为风寒入腹掣痛；耳色青白，说明虚寒元气不足。

看毛发

头发干枯像麦穗一样，说明血虚火盛；如果毛发脱落说明皮肤疏松有风，如果眉毛也脱落了，说明疾病严重；毛发劲直向上，说明疾病严重；胡须黄红色，说明血热；胡须早白而脱落，说明亏气亏血；胡须焦干枯槁，说明精血衰竭；血少气多则胡须短；血多气少则胡须少；血

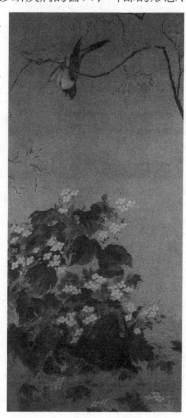

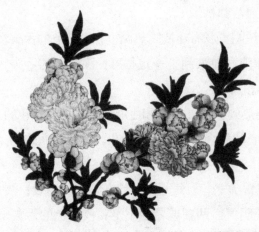

气都少则两腮不长胡子；血气都充盛则两腮和下巴的胡须长得长，而且特别漂亮，浓黑而有光泽。

看指甲

指甲的标准长度是第一指关节到指尖的 1/2，一般健康人的指甲根部都有白色的月形。最理想的月形占整个指甲的 1/5，如果月形过大说明体质偏热，如果月形过小说明体质偏寒。指甲的表面平整光滑，呈美丽的粉红色说明身体健康。

指甲有纵道说明脾胃虚弱；指甲向上翻，中央部分下凹说明容易得心脏病；指甲色白说明气血虚弱；指甲青紫说明有瘀血；中指指甲上出现白斑，说明心血不足；食指指甲上出现白斑，说明大肠功能失调；无名指指甲上出现白斑，说明体内有痰湿；小指指甲上出现白斑，说明心脏疾病严重；拇指指甲出现白斑是五脏皆虚。

看齿

齿为骨之余，肾主骨生髓，并且手足阳明经脉络于齿龈，说明齿与肾胃大肠关系密切。

牙齿洁白，坚固而有光泽，是津液和肾气充足的表现；牙齿黄而干燥说明热盛伤津液；牙黄干枯脱落，说明肾气将绝；齿焦黑干燥如枯骨，说明肾中精气虚弱到极点；牙齿黑或黄黯成片脱下，面色青黄，说明腹中冷积已经很久了；牙齿光燥如石，说明阳明胃经热盛，津液大伤；牙齿黄燥或焦燥如枯骨，说明热盛伤津，肾津枯竭；睡中咬牙常见于胃中有热或腹中有虫，大人多为胃热，小儿多为虫积；牙垢色黄，说明阳明经热盛；牙垢色白，说明太阴经有湿气；上门牙疼说明有心火；下门牙疼说明有肾火；左上牙疼说明有胆火；左下牙疼说明有肝火；右上牙疼说明大肠和膀胱有火；右下牙疼说明有肺火；两侧上磨牙疼说明有胃火；两侧下磨牙疼说明有脾火。

齿龈正常应呈现淡红色，坚实而润泽；齿龈红肿说明胃火上炎；齿龈不红而微肿，说明气虚或虚火伤络；齿龈肿而坚硬，说明脏腑积热；齿龈肿而松软，说明虚火妄动；齿龈肿而青紫，说明有瘀血；齿龈肿而疼痛，说明阳明热盛；

齿龈胀而发痒，说明心血虚；齿龈萎缩而色淡，说明胃阴不足或肾气虚；齿龈萎缩，周边色红溃烂，说明肾阴亏损，虚火上炎；齿龈淡白，说明血虚或脾胃虚弱生血不足。

看小儿虎口三关

小孩子三岁以下有病，必须看两个手掌面的食指，从掌根开始数，第一节叫做风关，第二节叫做气关，第三节叫做命关。分辨食指血络的颜色可以诊断疾病，紫色说明有热，红色说明有寒，青色说明是惊风，白色说明是疳病，黑色说明疾病严重，黄色说明脾虚；如果血络只能在第一指节内看到，说明疾病清浅，如果血络达到第二关节，说明疾病严重，如果达到第三指关节，说明已经非常难治了。

钱乙望病

北宋大医家钱乙，在八味丸的基础上，创立了小儿补肾的六味地黄丸。有一次钱乙应邀为冯承务 5 岁的儿子看病，小孩呕吐，腹泻，高烧，不爱吃饭。钱乙看后说，这孩子眼睛里黑眼仁少白眼仁多，面色苍白而缺少光泽，神气怯懦，胆子小。黑眼仁属肾，黑眼仁少，说明肾虚；这孩子先天不足所以多病，即使长大了，也一定肌肉不是很结实，不能耐受冬天的寒冷和夏季的暑热，容易体虚也容易感受实邪，脾胃也容易虚弱；长大后一定不可以恣情纵酒，色欲太过；如果不保养身体，不过壮年就会脸上经常没有光泽，经常无精打采，像女人来月事失血一样。现在这孩子呕吐腹泻不吃饭还高热，说明伤食了，治疗不能攻下，攻下会伤气，肺气虚会咳嗽，心气虚会惊悸，脾气虚会泻下，肾气虚会更衰，故只能用消积丸消磨积食，此后需针对情况补脾补肾。

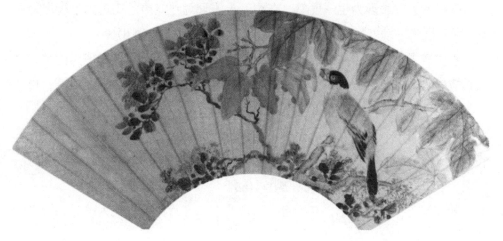

二、听声音了解健康状况

人声音的发出是以阳气作动力，肺主一身之气，肾为人体气机的根本，发音的强弱主要与肺肾两脏关系密切，肺气直接参与发声，声音大小与肾气是否充盈有直接关系，所以说肺是声音的门户，肾是声音的根本，所以感冒时如果患者声音虽然不清晰，但音量依然很大，说明其疾病较轻，病邪较浅。正常声

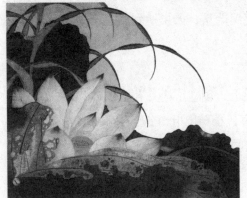

音的特点是清晰洪亮，音调抑扬顿挫、和畅自然，这是脏腑精气充盛、气血和畅的表现。

听声音分辨疾病的寒热清浊新久

热病话多；寒病不爱说话；话多的容易调治；不爱说话的不容易调治；声音浑浊而且语速很快，说明痰壅胸膈；声音清脆而语速缓慢，说明体内有寒。

新得的病，而且疾病比较轻时一般不影响声音，病了很长时间或疾病重时就会影响声音。

外感风寒，不戒大荤，任意食用，声音哑而咳嗽，咽干喉痛，疾病虽然时间不长，但已经和刚得病时不一样了，及早治疗容易治愈，不能不加以分辨。

五脏的声音

肝在情志上表现为生气发怒，在声音上表现为呼喊声，在行为上表现为握拳，所以肝气一动就想发火，就想大声喊，就想对别人拳脚相加。

心在情志上表现为高兴，在声音上表现为笑声，在行为上表现为忧愁，所以心情好时就喜笑颜开，有心事时就忧心忡忡。心气有余就会不停地笑，自言自语，说话没有逻辑。

脾在情志上表现为意向、思想，在声音上表现为歌声，在行为上表现为恶心干呕，所以开心时喜欢唱欢快的歌，不开心时喜欢唱悲伤的歌，内心的想法尽现于歌声之中。呼吸微弱而浅说明病在脾。

肺在情志上表现为悲，在声音上表现为哭，在行为上表现为咳嗽，所以肺

气盛的时候容易悲伤，一哭出来就好了，生活中我们经常会见到人因为生气而最后气哭了，是因为肺金克肝木，所以悲能战胜怒，一哭出来气就消了。咳喘或声音哑说明病在肺。

肾在情志上表现为恐，在声音上表现为呻吟，在行为上表现为寒战、毛骨悚然，所以一受到惊吓或长时间在恐慌状态下，人就容易毛骨悚然，就会有腰疼的表现，因为伤到了肾。说话吞吞吐吐，想说又不说，不说又想说，说话声音小说明病在肾。

六腑的声音

说话拉长音说明病在大肠；声音短促说明病在小肠；说话快说明病在胃；声音清晰但声小，说明胆的疏泄功能失常。

听声音辨寒热虚实

喘息气粗而且觉得喘的气特别热说明有热；喘的气特别凉说明有寒；呼吸深入说明心肺功能强；呼吸微弱浅表说明肝肾不足；骂人声音很大、很严厉说明内有实热；骂人声音微弱说明肝气不足；经常呻吟的人一定有疼痛的地方；说话声音小且迟缓，呼吸表浅说明中气虚弱；打嗝反气说明胃中气滞或胃虚；打嗝反凉气说明胃寒；恶心呕吐酸水、苦水说明肝火盛；感觉到自己要死去说明元气一定虚弱了；特别爱吃、能吃说明胃有火；经常说自己家的私事，说明容易思虑，睡眠差；经常说别人有损德行的事，一定肝郁容易发怒；干咳无痰说明胃中有伏火；咳痰稀白说明有寒；咳痰黄稠说明有火。

听声音辨疼痛

皱眉呻吟说明头痛；叫喊呻吟，手捂着胃，说明胃疼；呻吟身体沉重，转身则疼痛加重，表情痛苦，说明腰痛；呻吟摇头，皱眉捂腮说明牙痛；呻吟弯曲不能直立说明腰脚疼；摇头说话说明腹痛。

想说话又不想说了，忽然间又大声喊

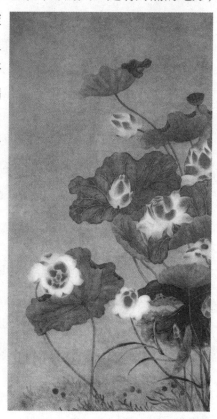

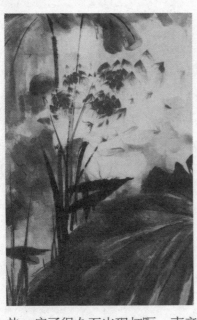

叫，说明病深入骨；声音细小而音长，说明病在头部；平时不怎么说话，喜欢惊叫，说明病在骨节间；声音嘶哑说话别人听不清楚，说明病在心膈间。

听呼吸

气短接续不上，一口气说不完一句话，说明气虚；严重者气短，呼吸困难；平时没有寒热的表现，短气难以接续，说明是实证。

听打呃嗳气

呃声频频发作，声音高亢有力而短促，说明是实证；呃声低沉，声弱无力，说明为虚证；新得的病打呃，声音有力，说明伤寒或伤热；病了很久而出现打呃，声音无力，说明疾病加重。

胃中气体从口中返出，同时出现腹部胀满，说明食积胃肠；反气频频发作而响亮，反气后腹胀减轻，反气发作常因生气发怒而引发，说明肝气影响到胃；反气频频发作，同时出现胃部冷痛，说明寒气侵犯到胃；反气声音低沉断续，没有酸腐气味，同时出现食欲下降现象，说明胃虚弱。

闻气味

口气

口气酸臭，同时伴有食欲下降，腹部胀满的症状，说明食积胃肠；口气非常臭，说明胃热；口气像东西腐烂那么臭或者同时有咳嗽、吐脓血的表现，说明体内有溃烂化脓的部位；口气臭秽难闻，牙龈腐烂说明牙疳。

汗味

汗味腥膻说明风湿热长时间蕴于皮肤；汗味腥臭可以见于瘟疫或火毒很盛；腋下随汗液散发阵阵臊臭气味，说明内有湿热，可见于狐臭病。

痰味、涕味

咳嗽吐带脓血的痰，有异常的腥臭味，说明热毒很盛，多见于肺痈病；咳嗽咯黄色粘痰有腥味，说明肺热很盛；咳嗽咯痰清稀味咸，没有特殊气味，说明是寒证。

流清鼻涕说明有寒；流黄鼻涕说明有热。

二便味

大便酸臭难闻说明肠有郁热；大便稀溏而有腥味说明脾胃虚寒；大便稀溏特别臭，像东西腐败了似的，或大便中有不消化的食物，屁味酸臭说明是伤食了。

小便黄赤混浊，有臊臭味，说明膀胱湿热；尿甜并散发烂苹果味，说明为消渴。

经血、白带味

经血臭秽说明有热，经血味腥说明有寒，带下色黄粘稠而且味臭说明有湿热；白带清稀而且有腥味说明有寒湿；经血或带下奇臭，并且出现异常的颜色，常见于癌症；产后经血很臭，说明有湿热或湿毒。

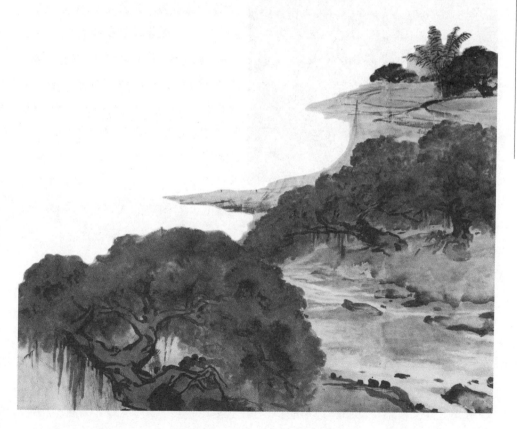

三、聊天之中有玄机

聊生活起居

到了一个国家或地区，我们要先了解当地的风俗习惯；到了一个家庭，我们要先了解人家有什么忌讳，进到正厅里，要问清礼节。所以给病人看病时要

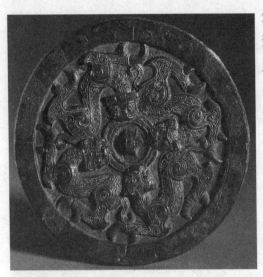

先了解病人的喜好，以确定疾病的寒热性质。年长的人我们要尽量让他六腑气机通畅，年轻的人我们尽量让他经络气血通畅；失去妻子的人、失去丈夫的人、孤儿和独身的人经常会情志抑郁；形体肥胖的人体内有痰湿；形体偏瘦的人体内经常有火。还要了解得病的日期，刚得的病可以祛邪，得了很久的病要顾忌身体的正气；病在肝的人喜欢吃酸的，病在心的人喜欢吃苦的，病在脾的人喜欢吃甜的，

病在肾的人喜欢吃咸的，病在肺的人喜欢吃辣的，有内热的人喜欢吃凉的，体内有寒的人喜欢吃热的，食欲好的人容易治，食欲不好的人不容易治。

聊梦境情况

阴寒之气盛，就会梦见大水而感到恐惧；阳热之气盛，就会梦见大火而感到灼热；阴寒之气、阳热之气都盛就会梦见互相砍杀；上部心肺邪气盛就会梦见向上飞；下部肝肾邪气盛，就会梦见往下掉；过度饥饿的时候就会梦见向别人要东西；过饱入睡就会梦见给别人东西；肺气盛时会在梦中恐惧哭泣；肝气盛时会梦见和别人发火；心气盛，就会梦见喜笑、恐惧；脾气盛就会梦见唱歌娱乐或身体沉重抬不动胳膊迈不动步；肾气盛就会梦见腰脊骨节分离而不相连。

聊喜好苦乐

喜欢热地方、喝热东西说明为寒病；喜欢冷地方、喝冷饮说明为热病；喜欢安静，不喜欢活动说明为虚；情绪烦躁说明为实；伤食了食欲就会下降，伤

风了就会怕风，伤寒了就会怕冷；经常喝酒的人体内会有湿热；喜怒忧思悲恐惊每一个情志的变化都可以伤到气；寒热燥湿风每种外在气候环境的变化都可以伤到形体；突然大怒可以损伤阴气；突然大喜可以损伤阳气；所以喜怒等情志不节制，过度的寒热，都能造成生命的不强悍不稳固；形体生活安逸但精神苦闷的人，病多发生在经脉，适合用针灸治疗；形体安逸精神也愉快的人病多发生在肌肉，适合用针刺或有化脓的部位把脓放出；形体劳累辛苦但精神很愉悦的人，病多发生在筋，适合用灸法或按摩；形体劳累辛苦，精神又很压抑苦闷的人，病多发生在咽喉部，适合用药物治疗；多次受到惊吓的人，经络会因为气血逆乱而不通畅，病多肢体感觉不灵敏，麻木没有知觉，适合按摩和用药酒治疗。

聊寒热

指的是询问病人有没有怕冷或发热的感觉。擅长看病的医生看病时，通过看面色、把脉先判断出病人是阴性体质还是阳性体质，得的是寒病还是热病。

寒，指病人自己感觉怕冷。由于被寒气伤到的程度不一样，所以表现也不完全相同。轻度的遇到风就感觉冷，多穿一点衣服或躲避一下风就可以缓解；中度的自己觉得怕冷，多加衣被或靠近火盆取暖能缓解；重度的自己觉得怕冷，多加衣被或靠近火盆取暖也不能缓解。

热，包括病人体温升高，或体温正常而病人自己感觉全身或局部（如手脚心）很热。在临床看病的过程中会遇到怕冷同时感觉热、只怕

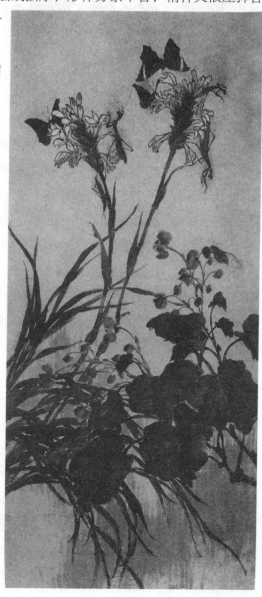

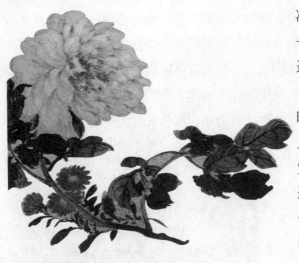

冷不感觉热、只感觉热不怕冷、一会儿感觉怕冷一会儿感觉热这四种情况。

病人有明显感觉怕冷，同时轻微感觉热的表现，说明病人受了风寒；病人自己轻微感觉热，同时感觉遇到风就冷，避着点风就能缓解，说明病人伤风了；病人自己感觉非常热，同时又有轻微怕冷的表现，说明被风热伤到了。

病人突然感觉到怕冷，而且体温不高，同时还出现手脚冰凉、或胃部、腹部、肢体又凉又疼等局部冷痛痉挛的表现，说明体内有寒气；病人体质虚弱，经常感觉怕冷，手脚冰凉、加衣盖被或靠近火盆取暖可以缓解，说明病人阳气不足。

高热（体温在39℃以上）持续不退，不怕冷只怕热，同时有脸红、口渴、出很多汗的表现，说明病人体内阳热很盛；体温不高，一般低于38℃（低热），或体温正常而病人只是自我感觉热，如果感觉热的时间很长，劳累后加重，同时有精神疲惫、呼吸浅表、白天没睡觉的时候不自觉地出汗，说明是气虚导致的热；如果偶尔低热，同时脸色白缺乏血色、头晕，说明是血虚导致的发热；如果长期低热，同时两个颧骨部的皮肤发红，心烦、手脚心热，说明是阴虚导致的发热；如果每当情志不舒畅时，抑郁苦闷时出现低热，同时有胸闷，脾气急躁，容易发怒的表现，说明是气郁导致的发热；小孩子在夏季气候炎热的时候长时间的感觉热，同时有口渴、烦躁、多尿、不出汗，到秋天自然痊愈，说明是气阴两虚导致的热。

病人自己感觉一会儿冷一会儿热，一天之内发作多次，而且没有时间规律，多为半表半里的少阳经病；病人寒战与高热交替出现，每天或两三天发作一次，每次发作的时间段都是一样的，比如这次是上午十一点发作，下次还是上午十一点发作，同时有剧烈头痛、口渴、汗多的表现，说明是疟疾病。

聊出汗情况

不出汗可能是受了风寒或津血亏虚或阳气虚无力化汗；醒着的时候出汗，

活动后加重，说明气虚和阳虚；入睡后出汗醒后就停止出汗，说明为阴虚；出汗部位发凉，说明是阳气虚或惊吓导致；出汗部位热说明体内有热；出的汗沾衣服，汗的颜色发黄，说明体内同时存在风湿热三种邪气；病人先打个寒战然后出汗的表现，说明正气和邪气交争，如果出汗后高热退了，体温降下来了，说明疾病快要痊愈了，如果出汗后体温不降，烦躁不安，说明病情恶化了。

身体的某一部位出汗，如只有头部或头部连脖子出汗而且出汗多，说明上焦心肺有热或中焦脾胃有热或元气将绝，或进食了辣的食物、热汤、饮酒等；只是一侧的身体出汗，或左侧，或右侧，或上半身，或下半身，出汗的一侧常常是健康的一侧，不出汗的一侧常常是疾病的一侧，多见于萎缩性疾病、中风以及截瘫病人；手脚心微微出汗为正常现象，手脚心出汗的量很多可能是阳明经胃肠火盛、脾虚运化水液功能失常或阴经郁热；心胸部出汗或汗出过多，同时有心慌、失眠、腹胀、便溏的表现，说明心脾两虚；心胸部出汗或出汗过多，同时伴有心烦、失眠、腰部膝部酸软无力，说明心肾不交；外生殖器官及其周围出汗多见于下焦肝肾有湿热。

聊疼痛情况

疼痛的方式

一般新得的病疼痛剧烈，持续时间长，而且按着更疼；疼痛时间长，痛轻，有时候疼有时候就不疼了，按着点舒服；疼痛而且痛处有胀的感觉，说明是气滞导致的疼痛，常见胸部、两胁肋部、胃脘部、腹部胀痛，多是气滞，但头胀痛、眼睛胀痛则大多是因为肝火太盛；疼痛而且痛处像被针扎了一样的疼，说明是瘀血导致的疼痛；疼痛而且痛处有冷的感觉，喜欢把温暖的东西放

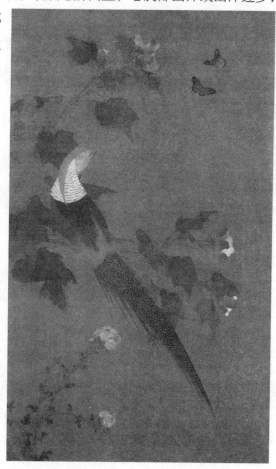

（此处为侧边栏竖排文字）望闻问切

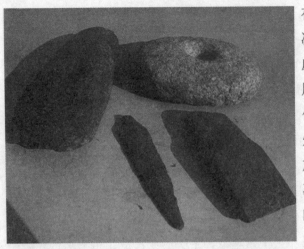

在疼痛的部位，这样疼痛能够减轻，说明有寒气或阳气亏虚，常见于腰部、脊柱、胃脘、腹部、四肢、关节等部位；疼痛而且痛处有热甚至烧灼样的感觉，喜欢把凉的东西放在疼痛部位，这样疼痛能够减轻，说明内有火热或阴虚火旺；疼痛而且疼痛的部位有沉重的感觉，大多因为这个部位有湿气，常见于头部、腰部、四肢以及全身；疼痛部位同时有酸软的感觉，多因湿气侵犯肌肉关节，气血运行不畅导致的，或因为肾虚导致；疼痛剧烈，如同有刀在割一样，多因为寒气或实邪阻滞气机，如心绞痛是心脉瘀阻导致的，寒气侵犯胃引起胃痛，结石阻滞胆管引起的上腹部疼痛；疼痛而且疼痛部位有空虚的感觉，说明亏气亏血，常见于头部、小肚子；疼痛不剧烈，能够忍受，但绵绵不绝，说明气血亏虚，常见于头部、胸部、胃脘、腹部；疼痛部位不固定，或游走并且像有气往上顶一样，如果这样的疼痛出现在胸胁肋部，多因为气滞导致，如果出现在四肢关节，多为风寒湿导致；疼痛部位固定不移动，如果出现在胸胁肋部、胃脘、腹部，多是瘀血导致的，如果四肢关节固定疼痛，多是寒湿、湿热或热盛血瘀导致；疼痛时有疼痛部位被其他部位牵拉的感觉，说明是筋脉气血不足或筋脉阻滞不通。

疼痛的部位

头痛：阳明经和任脉走在前头部，所以前额疼痛连着眉棱骨也疼，说明病在阳明经；太阳经和督脉走在后头部，所以后头连着后脖子疼，说明病在太阳经；少阳经走在头的两侧，所以头两侧疼，说明病在少阳经；足厥阴经到达头顶与眼睛相连，所以头顶连眼睛疼，说明病在足厥阴经。头痛脖子硬痛，遇到寒气疼痛加重，说明是风寒头痛；头痛怕热，脸红眼睛红，说明是风热头痛；头痛像有东西把头裹住了似的，肢体困重，说明风湿头痛；头痛不剧烈，能够忍受，活动后疼痛加重，说明是气虚头痛；头痛同时有头晕、脸色白缺少光泽，说明是血虚头痛；头痛有空虚的感觉，腰部膝部酸软无力，说明是肾虚头痛。

腰痛：腰部两侧或腰脊正中经常酸软无力，绵绵作痛，说明为肾虚腰痛；腰部两侧或腰脊正中冷痛沉重，阴雨天加重，说明为寒湿腰痛；腰部两侧或腰脊正中像被针扎一样的疼痛，说明为瘀血腰痛；腰部突然剧烈疼痛，而且疼痛向下腹部放射，同时有尿血的表现，多由结石阻滞导致；腰痛感觉沉重胀闷热痛，同时有尿黄或带下黄臭的表现，说明为湿热腰痛。

四肢痛：四肢的肌肉、筋脉或关节游走样疼痛，部位不固定，说明被风邪所伤；关节疼痛剧烈，而且疼痛的局部发凉，说明被寒邪所伤；关节疼痛，沉重不移，说明被湿邪所伤；关节红肿热痛，或在小腿上出现红色结节，说明被热邪所伤。

胸痛：胸痛而且胸部憋闷，痛引肩臂，说明为胸痹（冠心病）；胸痛，连着后背也疼，脸色青灰，手脚冰凉，说明为心脏疾病；胸痛高热，同时有咳喘、气粗、脸红、高热、鼻翼煽动的表现，说明是肺实热；胸痛，两颧部发红，午后发热，入睡后出汗，醒则汗止，咳痰带血，说明肺阴虚；胸痛，高热、咳嗽，咯吐脓血腥臭痰，说明肺内有痰热；胸闷，咳喘，痰白量多，说明肺有痰湿。

胁肋痛：胁肋胀痛，叹气、长出气觉得舒服，说明肝气郁结；胁肋烧灼样疼痛，脸红，说明郁滞；胁肋疼痛，胃胀，全身皮肤和白眼仁发黄，说明为肝胆湿热；胁肋疼痛，咳嗽牵引胁肋部疼痛，肋间胀满，说明有水饮停在胁肋部。

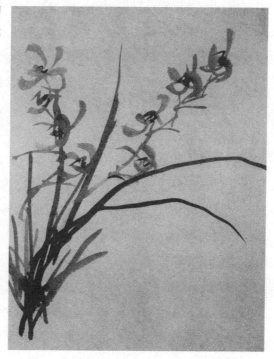

胃痛：胃部冷痛拘挛，得热疼痛减轻，说明胃实寒；胃部隐隐疼痛，按着一点觉得舒服，呕吐清水，说明胃虚寒；胃部有烧灼样疼痛，食欲好食量大，口臭，大便两天或两天以上一次，说明胃热；胃部胀痛，不爱吃饭，打嗝时有食物腐败的气味，说明已经伤食；胃与胁肋部胀痛，叹气长出气后感觉舒服，说明肝气犯胃；胃部刺痛，疼痛部位固定，说明胃有瘀血；胃部

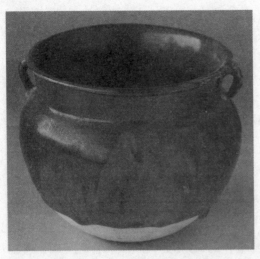

不舒服，饿但吃不下东西，说明胃阴不足。

腹痛：小肚子刺痛说明有瘀血；小肚子冷痛拘挛，牵引外阴部疼痛，说明肝经有寒。

聊耳目

耳：突然发作的病人自己感觉耳内鸣响，声音像打雷声，说明为实证，可能为肝胆火盛、肝阳上亢、或痰火壅结、气血瘀阻等；逐渐发展起来的耳鸣，声音细小如蝉鸣，按一下可以缓解，或听力逐渐减退，说明为虚证，可能由于肾精亏虚，或脾气亏虚，肝阴不足，肝血不足；病人自己感觉听力减退，听不清楚，逐渐发病，说明肾精亏虚，如果突然发病说明有痰湿或被风邪侵袭。

目：病人自觉两个眼睛很痒，同时有怕光、流眼泪、眼珠感觉热的表现，说明是实证，为肝火盛或感受风热；眼睛微痒，揉拭可以减轻，说明为血虚；眼睛剧烈疼痛，难以忍受，脸红眼睛红，说明肝火太盛；眼睛红肿疼痛，怕光，眼屎多，说明为风热；眼睛轻微疼痛，偶尔疼痛偶尔停止，两眼干涩，说明阴虚火旺；两个眼睛昏花干涩，看不清东西，说明为久病体虚或老人肝肾亏虚；一到黄昏视力明显减退，天亮如常，属肝虚。

聊睡眠状况

失眠：病人经常不易入睡，或入睡后容易醒，醒后难以入睡，或时时惊醒，睡不安宁，甚至彻夜不能入睡，都叫做失眠；病人心慌，失眠，同时有食欲差，食量小，脸色缺乏光泽的表现，说明为心脾都虚；心烦，失眠，同时伴有下午低烧，入睡后出汗，醒则汗止，腰部膝部酸软无力的表现，说明心肾不交；失眠，同时有胸闷，容易叹气，容易害怕，口苦，恶心的表现，说明胆郁有痰湿；失眠，同时有胃胀不舒服，打嗝的表现，说明食物滞留胃肠。

嗜睡：病人精神疲倦，睡意频频，经常不经意的入睡即为嗜睡；精神疲惫，头昏沉胃胀，食欲差，食量小，身体沉重，说明脾有痰湿；精神疲惫，一副要睡觉的样子，怕冷，喜欢佝偻成一个团那样躺着，说明心肾阳虚；精神疲惫，嗜睡，身体热夜晚加重，半睡半醒并且说胡话，说明热入心包，热盛神志不清；饭后精神疲惫困倦易睡，形体消瘦，食欲差，食量小，浑身没劲，说明脾胃气虚。

聊饮食口味

口渴与饮水情况：口不渴，说明津液尚未受到损伤；秋季出现口渴，嗓子干，鼻燥唇干的表现，说明干燥伤津液；口很渴，喜欢喝冷饮，高烧（39℃以上），出很多汗，说明体内有实热，津液大伤；口渴饮水量多，小便量多，食欲好，食量大，体重减轻，说明为消渴病（糖尿病）；口渴，饮水量不多，同时有低烧，舌苔黄腻，说明有湿热；口渴，喜欢喝热水，但饮水量不多，或喝完水后就吐，说明体内有痰湿；口干，只想漱口不想喝水，同时脸色黑缺乏光泽，皮肤干，说明有瘀血。

食欲与食量情况：食欲减退，食量减少，体重减轻，肚子胀，大便稀，舌头淡白，说明脾胃虚弱；食欲差，食量小，胃胀，精神困乏，身体沉重，舌苔黏腻，说明体内有湿气；食欲差，食量小，胃胀，打嗝有食物腐坏的味道，说明食积胃肠；不爱吃油腻的食物，胁肋部灼热胀痛，口苦恶心，说明肝胆湿热；食欲好，食量大，容易饿，但大便稀，说明胃功能好，脾功能弱；食欲好，食量大，容易饿，口臭，大便干，说明胃火盛；病人有饥饿的感觉，但不想吃饭，胃里感觉热，舌头红，舌苔少，说明胃阴不足；爱喝酒吃肉，体内多痰湿；爱

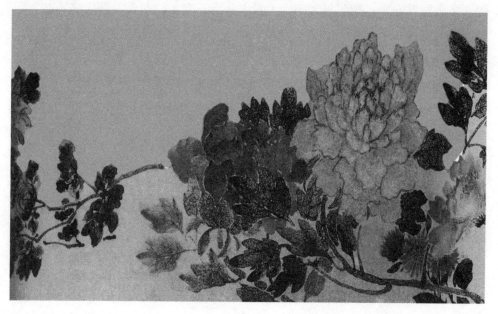

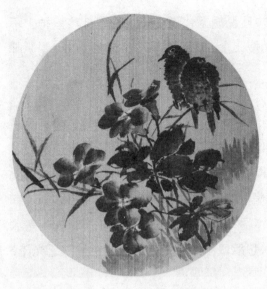

吃辣的，体内容易有火；爱吃生冷的食物饮品容易伤脾胃；妊娠期间偏嗜酸辣为正常；小孩子爱吃生米、泥土、煤渣等多为有虫积。

口味：病人自己感觉口中有苦味，多见于心火或肝胆火旺；病人自己感觉口中有甜味，多为脾胃湿热；病人味觉逐渐衰退，口中乏味，甚至没味，多见于脾胃虚弱或寒湿伤到脾胃；病人自己感觉口中黏腻不舒服，多见于体内有湿气；病人自己感觉口中有酸味或反酸水，甚至能闻到有酸腐的气味，说明为伤食或肝胃有火；病人自己感觉口中有咸味，说明为肾虚或寒证。

聊二便情况

大便：健康人应每日清晨5：00-7：00之间大便一次，排便顺畅，大便成形，不干燥，黄色，便内无脓血黏液或不消化的食物。大便几天一次，腹部胀痛，舌红苔黄燥，说明有实热；大便干，舌红少苔，多为阴虚；面色苍白，喜欢喝热水，大便不通，说明为阳虚便秘；大便水样，而且大便里有不消化的食物，多为脾胃虚寒；黎明前腹泻，为肾虚腹泻；腹痛，腹泻，泻后痛不减，同时有脾气暴躁，容易生气，喜欢叹气的表现，说明肝气郁结影响到脾；腹泻，泻下的便黄而味很臭，或便中带脓血，说明有湿热；厌食，打嗝有腐败食物的味道，腹痛后腹泻急迫，腹泻后疼痛减轻，说明为伤食；大便有时干有时稀，说明肝气郁结影响到脾；一次大便先干后稀，说明脾虚；排便时，肛门有灼热的感觉，多为大肠湿热；腹部胀痛窘迫，随时有要腹泻的感觉，肛门沉重往下坠，大便排出后也感觉像没排干净似的，说明为痢疾；长时间腹泻不痊愈，大便不能控制，随时从肛门滑出，说明为脾肾阳虚，肛门失去约束。

小便：小便次数多，尿急，撒尿时尿道疼痛，每次量少，小便黄，说明膀胱湿热；长时间的小便次数多，夜间明显，多因肾阳虚或肾气不足或见于老年人；小便清长量多，多为虚寒证；小便量少色黄为实热证，小便淋漓而出，尿道涩痛或刺痛，说明为淋证；小便点滴而出或小便不通，为癃闭病；尿少浮肿

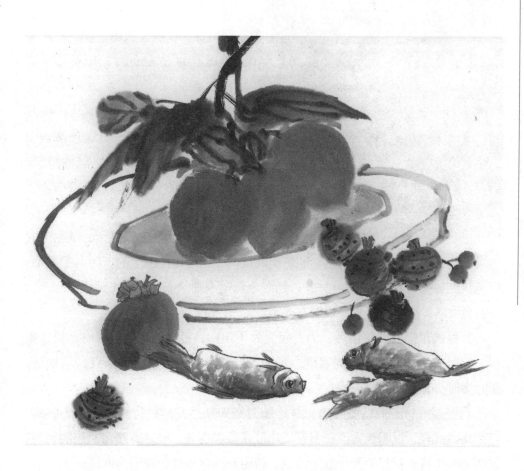

为水肿病。

聊月经白带情况

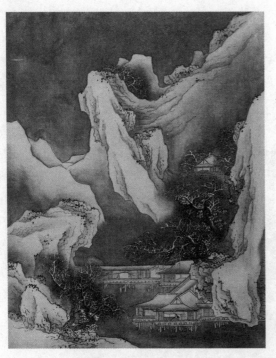

月经：正常月经周期为 28 天左右，行经天数为 3-5 天，经量适中（一般为 50-100ml），经血颜色鲜红无血块，质地不稠不稀。女子正常 14 岁左右月经初潮，49 岁左右绝经。

连续两个月经周期以上出现月经提前一周以上或一个月两次，为月经先期，经色深红，质地粘稠，量多，说明有实热，经色淡红，质地稀，量多，说明气虚。

月经错后七天以上，或两个月一次，甚至间隔时间更长，这样的情况连续两个月经周期以上的，为月经后期，经色淡红，质稀量少，说明血虚；经血色紫暗有血块，量少，说明寒凝血瘀；经血色淡红，质地稠量少，说明有痰湿。

月经偶尔提前偶尔错后，为月经先后不定期，经血颜色紫红，有血块，量少，同时有胸胁肋部胀闷的表现，说明为肝气郁结，经血颜色淡红，质地稀，量时多时少，说明脾肾虚损。

行经期或行经前后腰腹痛，并伴随月经周期性发作；行经前小肚子胀痛，经后疼痛减轻，说明为实证；月经后小肚子隐隐作痛，同时有腰部酸痛的表现，说明为血虚证；行经期间小肚子冷痛，得温热疼痛减轻，说明为寒证。

妇女在非月经期忽然大下不止，为经崩病；月经淋漓不净，为经漏病；两个病统称崩漏。

带下：带下色白，量多，质稀如涕，淋漓不绝，没有臭味，多为脾肾阳虚或有寒湿；带下黄色，量多，质地粘稠味臭，说明有湿热；带下红色粘稠或红白皆有，略有臭味，多为肝经郁热，或有湿毒。

王好古问病因

元代名医王好古应邀为李良佐的儿子看病，他的儿子受了风寒，王好古把脉发现其两手寸脉和尺脉都浮数，脉搏跳动无力，开了神术加干姜汤。痊愈后，过了一段时间又生病了，王好古见他无精打采，低垂着头，不爱说话，怀疑他房事太过，询问再三，他才说是，于是给他服用大建中汤，痊愈。由此可见，问诊也是非常重要的，一旦遗漏了什么，辨证错误，轻者影响病人的健康，重则害人性命。这就像我们生活中经常吃萝卜，如果恰好气不顺还可以顺顺气，可如果是气虚的病人，应该补气反而被泄气，就会越吃浑身越没劲，如果这个人气虚得已经卧病在床了，急需补气，医生开的方子中有人参大补元气，可如果病人吃的这个人参是用萝卜抠的，那这大萝卜可能会让他一命呜呼。所以，望闻问切四诊缺一不可，用四诊搜集全面资料，不可有半点遗漏。

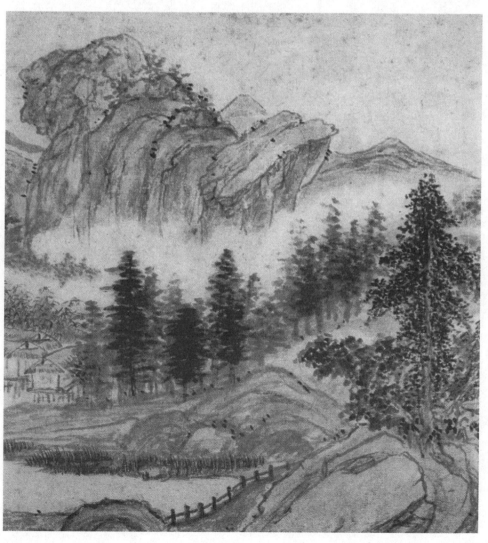

望闻问切

四、脉诊趣谈

脉

脉，又叫做血脉，是人体内运行血液、循环流动的器官，全身的气血运行，必须通过经脉作用才能完成。凡经脉所在的地方，就是气血所到的地方，所以

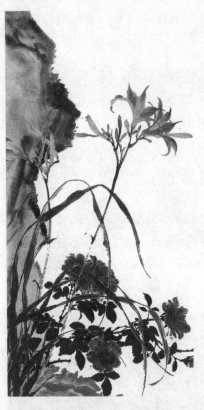

经脉不仅是血液流行的通道，而且是与气息（即呼吸时所出入的气，一呼一吸叫做一息）密切相关的。血脉在人体内合理地分布着，它的分布与地面的大小河流很相似，里面直接和心脏配合，外面遍布于皮肤、肌肉之间，使全身血液都得到容纳，从而形成了整个血液循环。

脉气的生成

脉搏之所以能够搏动不休，主要是由于"脉气"的存在，"脉气"，可以理解为经脉本身的一种机能，这种机能不仅要获得先天的"肾气"和后天"胃气"的不断供给而存在，还要与营气、卫气互相结合起来，就"脉气"的性质来讲，它属于"阳中之阴气"。因气本来属阳，但脉属阴，它又存在于经脉里面，便决不是单纯的"阳气"，而有一部分"阴气"在其中了。营气与卫气都产生于脾胃，营气具有化生阴血、营养全身的作用，卫气具有保卫体表的功能。营气是存在于血液里的，所以它和阴血一块在经脉里运行，卫气是阳气的一种，所以它循行于经脉的外边。

把脉部位

开始诊察脉搏的时候，让患者伸出手臂，掌心向上，很自然地平摆着，首先把中指指腹放在手掌后桡骨茎突的位置，这就是"关脉"所在的部位。关部的前方为寸部，属阳；关部的后方为尺部，属阴。取脉时先把中指指腹准确地

按在关部，前后两指尖自然地落在寸部和尺部的部位上，这时便可以进行仔细的切按了。有少数人在桡动脉搏动处摸不到脉，却在手臂外侧，即寸口的上方可以摸到脉的搏动，这种脉象叫做"反关脉"，有一只手有反关脉的人，也有双手有反关脉的人，一般属于正常现象，不必惊讶。

三部分主脏腑

脏腑气机的变化，都可以在寸口反映出来，并且各有一定的部位。《难经》认为，左手寸部属心和小肠，关部属肝胆，尺部属肾和膀胱；右手寸部属肺和大肠，关部属脾胃，尺部属肾和命门。王叔和著的《脉经》里的分部，认为左手寸部叫"人迎"，凡属外感表症都在这里诊察；右手寸部叫"气口"，凡属内伤里症都在这里诊察，后世医家因得不到验证，对这种说法多不赞同，因此这里只作参考。《内经》里称喉结两旁的动脉为"人迎"，左右手三部脉都叫"气口"，这是古人从全身角度诊脉的方法之一。《脉经》还把两手"尺部"叫做神门，专门在这里诊察肾阴肾阳的变化。肾阴肾阳强，说明身体健壮；肾阴肾阳弱，说明身体虚弱。如果两手尺部的脉都没有了，说明肾阴肾阳十分衰竭，是病情严重的表现。

男女脉象的差异

男性属阳，女性属阴，阴阳各有盛衰，反映在左右两手的脉搏也略有差异。左为阳，右为阴，男子阳气偏盛，所以左手脉稍大为正常，女子阴血偏盛，所以右手脉稍大为好，再把寸部和尺部相互比较，寸为阳，尺为阴，男子阳气偏盛，应当寸脉比尺脉盛为正常；女子阴血偏盛，当以尺脉偏盛寸脉弱为正常，

如果和上述脉象不同，说明有了病变。《难经》云："男得女脉为不足，病在内；左得之病在左，右得之病在右，随脉言之也。女得男脉为过，病在四肢；左得之病在左，右得之病在右，随脉言之，此之谓也。"是说男性出现寸脉弱尺脉盛的女脉，为阳气不足，左手脉出现这种情况说明病在左侧，右手脉出现这种

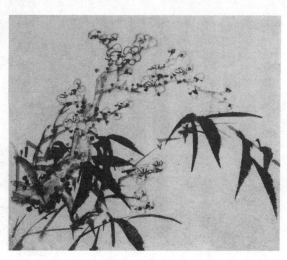

情况说明病在右侧；女性出现寸脉盛尺脉弱的男脉，为阳盛有余，病在四肢，左手脉出现这种情况说明病在左侧，也就是说根据脉象来判断疾病的位置，这就是男女反常脉象的发病情况。

正常脉象

正常人的脉象在《内经》里称为平脉。我们经常说平衡，平就是衡的意思，不高不低，不胖不瘦，不浮不沉，不快不慢，不急不缓，不软不硬，不卑不亢，不满不亏，这就是平，这就是人健康的真理所在。处事要有平常心，得到荣誉不骄躁，遇到侮辱不愤怒，这就是《老子》所说的宠辱不惊，骄躁和愤怒的情绪都会影响到气血的运行，影响了气血的运行就会影响脏腑的功能，影响了脏腑的功能自然就影响了健康。之所以说平衡是人健康的真理，是因为不平衡就失衡了，气血运行的变化造成了人体脏腑阴阳的平衡，影响了脏腑阴阳的平衡，脏腑功能出现了问题，自然出现相应的不舒服的表现，即失去了健康。

正常人脉象应该是不浮不沉，不大不小，从容和缓，柔和有力，不快不慢，一直按一个节律搏动，尺脉沉取有一定的力量，并且随生理活动和外界环境的变化也有相应的生理性变化。《三指禅》有诗形容平脉：

四至调和百脉通，浑涵元气此身中。

消融宿疾千般苦，保合先天一点红。

露颗圆匀宜夜月，柳条摇曳趁春风。

欲求极好为权度，缓字医家第一功。

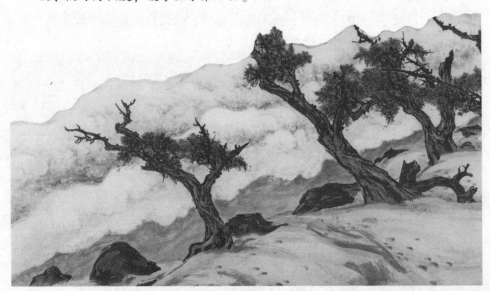

传统中医疗法

正常人的脉象应该有胃、神、根。胃指胃气，脾胃为气血生化的来源，脾胃为后天之本，本指树木的根部，如果脾胃出现了问题就相当于树木的根部出现了问题，如果树木的根坏了，这棵树还能好吗？脉象上也要有胃气，有胃气的脉不浮不沉，不快不慢，从容和缓，按同一个节律搏动。再看看神，我们经常说这小伙子真精神，那个美女长着一双水灵灵的大眼睛，炯炯有神，都是形容这个人的状态非常好，说明有神非常重要。脉象也要有神，有神才能柔和有力。最后说说根，根指的是像树根一样的人的根本。我们看武侠小说里的打斗之后经常会听到元气大伤的说法，这个元气的根本就在肾，藏着元阴元阳，是人体活动繁衍后代的根本，肾中精气的充盈程度，反映到脉象上，主要在寸口的尺脉反映出来。尺部沉取有力，就是脉象有根，疾病就轻，好转的速度就快；脉象无根，疾病就重，好转就慢。

四季对正常脉象的影响

一年四季的气候变化，对人体有一定的影响。人体的生理机能为了适应它，必然要随时进行调节以维持健康，这种全身调节会使脉搏产生一定的变化。春季阳气逐渐上升，脉搏相应的张力较强，出现弦脉。弦脉的特点一是长而挺直，很像摸着琴弦一样，并且很稳重地搏动，不会轻易改变；二是张力较大，按弦脉如同拉弓或按琴弦。夏季气候炎热，脉搏相应地来去充沛且出现洪脉。洪脉在指下的感觉极其粗大，洪脉的搏动，不仅来的时候显得势极充盛，去的时候也是缓缓减弱，要在较长的时间内才能消失，指下触到的时候，总有一种极其盛大的感觉，洪脉见于夏季属合乎季节，如果见于春秋冬季，说明此人阳热亢盛。秋季阳气逐渐衰退，脉搏相应地清虚浮软而出现浮脉。冬季气候寒冷，脉搏相应地沉而有力。在相应的季节出现相应的脉象，并且从容和缓，节律一致，说明脉象正常，身体健康。

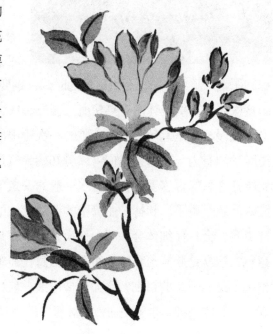

望闻问切

79

脉搏能告诉我们什么

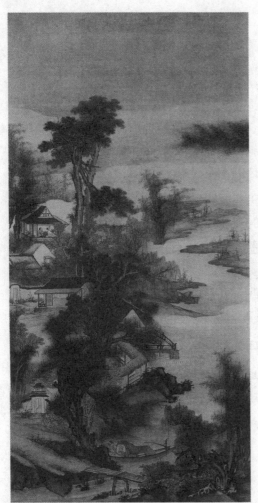

传
统
中
医
疗
法

　　小小的脉搏，它能告诉我们什么呢？让我们来共同感受一下，把你右手的食指、中指、无名指的指腹放在左手的桡动脉部位，这时注意一下你的力度，是轻轻一按就能摸到还是需要用力按才能摸到？这就是脉搏告诉我们的第一个信息，脉的位置是深是浅，摸到脉搏之后，马上就能感觉到脉搏的快慢和强弱。脉搏跳得快的可能是这个人体内的血液不足，每个细胞得不到充足营养，向大脑发出信号，但由于血量本身不足，只能让心脏快点蹦，把少量的血液蹦到全身，可是在这个过程中心脏也需要营养，就像蜜蜂采蜜一样，它自己也要吃一点蜂蜜，如果让蜜蜂把采来的蜜都给人吃，蜜蜂不吃或吃不饱，渐渐地蜜蜂就会营养不良了，生病了。我们的心脏也一样，如果把心脏累出病来，那问题就严重了，所以亏气亏血的时候一定要调养，不可不注意。第二个信息，脉搏快还有可能是体内有热使血液循环加快，脉搏慢可能是体内有寒，使血液循环减慢，或是运动员体质心脏的一次输出血量多，所以搏动次数减少。从脉搏跳动的有力与无力，我们可以测知病人气足与气亏。第三个信息，看我们摸到脉搏之后能否感受到行云流水一般的一定节律。节律性一旦出现问题说明心脏的问题严重了。脉搏是血管壁的搏动形成的，血管壁是否会给我们一种质地感觉呢？会！仔细体会一下，你摸到的脉搏是不是有柔和松软或是僵硬紧绷的感觉？这就是脉搏给我们的第四个信息，血管壁的弹性和紧张度。你摸到的脉搏是不是有一定的粗细？比如说像电线一般粗还是像丝线一样细？由此我们可以了解脉的粗细，也就是血液在脉管中的充盈度，除此之外你还能感觉到什么？

能不能感觉到自己脉搏跳动的流畅程度，是滑利流畅还是顿涩不畅？也就是脉搏的流畅度，通过上面的体会你是否对把脉有了全新的了解？原来，脉搏可以提供给我们这么多信息。

血管壁的弹性好，紧张度低，脉搏就柔和；而血管壁弹性差，紧张度高，脉搏就僵硬。

粗细：血液充足，脉搏形状就粗大，血液不足，脉管不能充分扩张而回缩，脉搏就细小。除此之外，还可反映人体津液是否充足。

血液对血管的冲击力大，脉搏就容易摸到，冲击力小，脉搏就需要重按才能摸到，就会感觉位置比较深。

血液黏滞度的大小是造成脉搏通畅程度的主要原因，血液黏滞度大，则血液流动时受到的阻力就大，血液流动就会缓慢，而且涩滞；血液黏滞度小，则血液流动受到的阻力就小，血液流动速度快且流畅。

血液中杂质（痰浊，瘀血）多，血液运行的阻力就会增加，流动速度就会减慢。

由此可见，脉搏可以告诉我们人体的内在平衡状态如何，而不是具体的病。具体的病需要医生通过对望闻问切搜集来的所有资料进行分析，四诊合参，在中医学理论的指导下综合分析四诊搜集来的资料，对疾病作出判断。诊断出什么病之后还要根据四诊资料分析综合，对疾病的当前病位与病性本质作出判断，找到病因。知道了疾病是由什么原因导致的，什么性质的病位在哪，什么病才

能彻底解除病痛，如同古人打仗要了解敌人是谁，脾气秉性喜好，战争的缘由，知己知彼才能百战百胜。如果只看敌人的位置，见人就打，那就是有勇无谋，也许被敌人的表象所蒙蔽，被敌人声东击西。如果医生头痛医头，脚痛医脚，让病根继续发展壮大就是被疾病声东击西了，等到疾病危重时，就如同打了败仗，虽已醒悟，但为时已晚。

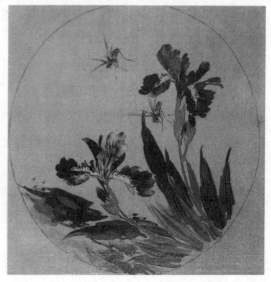

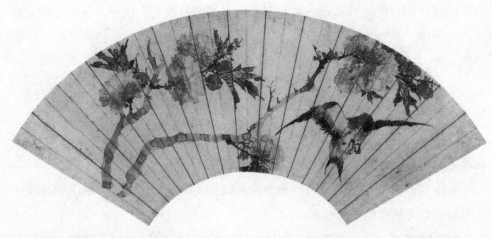

悬丝诊脉

《西游记》里有悬丝诊脉的故事，那历史上是否真有悬丝诊脉的实例呢？悬丝真的能诊脉吗？借用京城已故名医施今墨的一句话，"悬丝诊脉"亦真亦假，说它真是因为真有这么一回事，说它假是因为这纯属是一种形式。上海中医药大学医史博物馆内，至今保存着一张陈御医为慈禧太后悬丝诊脉的照片。据说，那次慈禧患病，陈御医在既看不见她的神色，又不敢询问太后详细病情的情况下，隔着帷帐用红纱线牵着脉切了脉，并小心翼翼地开了三贴消食健脾的药方，慈禧服后果然见效，赐他"妙手回春"金匾一块。过了许多年后，陈御医隐居后才透露了当时的真相，当他得知要为慈禧看病的消息后，用重金贿赂了内侍和宫女，得知慈禧是由于食螺肉而引起消化不良，由此拟出方子，可见悬丝诊脉完全是子虚乌有，只是医者受缚于封建礼教，被迫施展的一种手段而已。

诸脉形态及主病

浮脉：浮脉的脉象，手指轻轻地按上，便觉得搏动有力，稍稍用力一按，就显得没有力量了，打个比方，轻按浮脉的感觉，就好像微风吹动鸟背上的羽毛一样，舒缓而轻微地搏动着，又像摸到轻柔软和的榆树钱一样，又像感觉到木块浮在水面上那样的轻浮，又像按在葱管上，表面似乎有劲，里面却很虚软。摸浮脉，在肌肉的浅层便能摸到它的搏动，这种脉在秋天见到，是身体健康的表现，如果久病而出现浮脉，就要引起重视了，可能是阳气虚浮，不能内守虚阳而外越（回光返照）的表现。

浮脉是人体阳气亢奋的征象，最常见于外感而病在体表的时候。浮脉往往不单独出现，浮而兼迟兼紧，多为风寒，浮缓自汗，多为风热。风热病的浮脉，浮而有力；如果脉浮但搏动无力，那就属于血虚了，寸脉出现浮脉，为风邪在上部，出现头痛，目眩以及风热痰浊积聚在胸膈上焦的疾病；脾气虚弱，肝气旺盛等中焦疾病，关部多出现浮脉；大小便不通利等下焦的疾病，尺部出现浮脉。

沉脉：摸沉脉时需要加大手指的力度，用力按才能摸到搏动。沉脉的脉象，就像棉絮里裹着沙子，外表好像柔和，里面却是刚劲有力。因为沉脉出现在较深的部位，就像投到水里的石头一样，必须摸到水底才能摸到。冬季出现沉脉，和缓均匀为正常脉象。

阴经水气盛，甚至水饮在体内潴留时，多出现沉脉。如果脉沉而快，说明体内有热；如果脉沉而慢，说明体内有寒；如果脉沉而且手下有珠子在盘里滚动的感觉，说明体内有痰湿。

寸部脉沉，常见于胸膈间有痰饮；关部脉沉，常见于中焦有寒，经络不通而疼痛；尺部脉沉，常见于遗尿，腹泻，痢疾以及肾虚腰痛。

沉脉和浮脉相反，浮脉用力按时搏动减弱，沉脉指力太轻就摸不到。

迟脉：迟脉的搏动，在一呼一吸之间仅有三次。它之所以搏动得这样迟缓，主要是由于阳气虚弱，不耐寒冷，或者气血不足的虚寒病变造成的。同样是迟脉，还须从浮沉两个方面进行分析。脉浮而迟，说明寒邪在表；脉沉而迟，说明寒邪在里。要想消除寒气，需要增强自身的阳气。

迟脉出现一般都属于五脏阳气不足的病变，比如脾阳虚的手脚凉。寸脉迟说明上焦心胸部有寒，关部脉迟说明中焦脾胃有寒，尺部脉迟说明肾阳不足。

数脉：一呼一吸之间脉搏跳动六次，说明脉搏跳动的速度很快，这是由于阳热太盛，阴液亏虚造成的，就像火太旺，锅里的水就会烧干，可人不会等到烧干才有反应，一般阴液消耗得多了，体内相对不足了，我们就会口渴想喝水，如果口渴时间长了找不到水补充，就会出

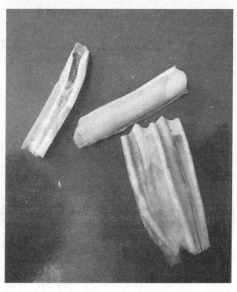

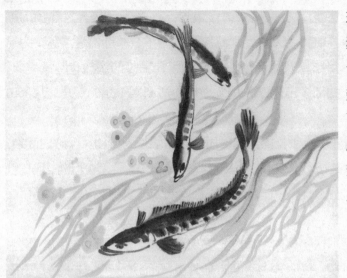

现燥热，心烦甚至发狂的表现。脉浮而快说明为表热；脉沉而数说明为里热；脉数而有力说明为实热；脉数而无力说明为虚热。只有儿童比成年人快是正常的，不能当成有病来看待。

出现数脉说明体内有热，如果脉数而有力，说明为实热，可以泻火；如果脉数而无力，说明为虚热，应当温补。一定要注意分辨，万万不可让实者更实，虚者更虚！

左手寸脉数，说明心火盛，一般会出现咽喉肿痛，口舌生疮的表现；右手寸脉数，说明肺中有热，一般会出现咳嗽吐黄痰；如果左手关脉数，说明肝火盛；如果右手关脉数，说明胃火盛；如果两手尺脉数，说明肾阴不足，阴虚火旺。

滑脉：滑脉的感觉，很像一颗圆珠子在手指下转动一样，持续不断，滑脉不是跳动得快，只是手下有走珠的感觉。妇女没有疾病，月经迟迟不来，如果出现滑脉，那一定是有身孕了；还有月经前后也会出现滑脉；肥胖的人，体内有痰湿，多出现滑脉。

涩脉：涩脉，细小而短；搏动极不顺畅，甚至有时一呼一吸之间跳三下，有时一呼一吸之间跳五下，就像用轻刀刮竹子的感觉，像生病的蚕吃桑叶的感觉。

造成涩脉的主要原因是由于血虚，精液损伤的结果。所以严重的反胃，以及大汗伤津亡阳以后，往往能见到涩脉。如果妇女有孕而出现涩脉，说明血虚不足以养胎；如果没有身孕而出现涩脉，说明经血亏虚，难以受孕。心血虚而出现胸部疼痛的，寸脉多见涩脉；脾胃虚弱，两胁部气滞胀满的，关脉多见涩脉；下焦精血两伤，尺部多见涩脉。

虚脉：虚脉浮大而软，搏动迟缓，轻按时觉得大而迟缓，稍稍用力按显得松软无力，甚至还有一种极度空虚的感觉。虚脉和芤脉都有浮大的现象，但两种脉象毕竟不同，不能混为一谈。虚脉，越用力按越是显得软弱，芤脉虽浮大，却像捻葱那样边实中空。

虚脉的出现，主要是由于正气亏损，也就是自身免疫力降低所致。比如阳气不足的自汗，心血亏虚的心悸，都是正气亏虚造成的。

实脉：实脉的形状，无论是浮部轻取，或是重按到沉部，都有大而且长的状态，并感到坚实而强劲有力。出现这种脉象说明有实证，多见于阳热盛。

长脉：长脉的脉象，不大不小，它的搏动，虽长但具有一种柔和安定的状态，就像手持长竿末梢的感觉，长脉往往是超过了寸尺的部位，但它却没有弦脉的紧张感觉。如果脉长而且像拉紧的长绳那样紧张，说明阳热很盛。

短脉：短脉与长脉相反，有一种短缩的感觉，不是寸部摸不到就是尺部摸不到，说明气血虚损。

洪脉：洪脉的手下感觉极其粗大，就好像壮阔的波澜，它的搏动，不仅来的时候极其充盛，去势也是逐渐减弱的，这种脉出现在夏季是合乎时令的。如果在春、秋、冬几个季节里出现洪脉，说明阳热很盛。

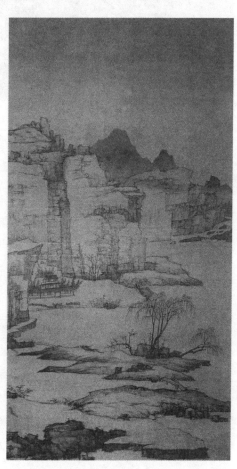

微脉：微脉极细又极软，稍用力按，就像快要断的细丝一样，这时脉的搏动是隐隐约约的、似有似无的。微脉与细脉不同，微脉指下似有似无，模糊难辨；细脉稍微大一些，虽然细，但能明显摸到，微脉说明阳气衰竭，细脉是由于血虚。气血两亏，阳气虚少的人，必然要出现微脉。

紧脉：紧脉形如按紧绷的绳索，紧张而有力，紧脉和弦脉类似，血管的弹性都要差一些。寒邪侵袭人体，或气血凝滞的腹痛，或经脉紧缩的痛都可能出

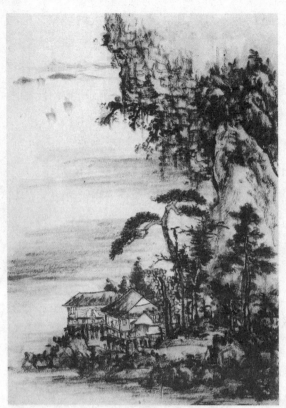

现紧脉。

弦脉：弦脉有两个特点，一是挺直而长的形象，并且极其稳重地搏动，不会轻易地变换。二是张力较大。就像拉紧的弓。出现弦脉主要是由于肝气亢盛，木旺克土（就像大树的根紧紧地抓住土地，不让土壤流失并且汲取土地的营养），就会影响脾胃的消化吸收，生活中人生气了就不爱吃饭，硬吃就会不舒服、肚子胀，而且会加重脾胃的负担，导致脾不代谢水液，造成了肥胖的痰湿休质。并且出现弦脉的人情绪极其不稳定，随时都想大叫一声，使胸中得到宽舒。

弱脉：弱脉摸起来感觉沉细，像摸在棉花丝上的感觉，说明气血阴阳大虚。

结脉：结脉搏动迟缓，偶尔停跳一次，没有规律可循，说明阳气不足，阴寒很盛，气血阻滞不通。

代脉：代脉指脉搏跳动一定次数时就一定会停跳一次，然后继续跳。代脉的停跳是很有规律的，比如跳五下停跳一次，它就一直是跳五下停一下，停跳的时间比结脉停跳的时间长，说明脏气亏损，元阳不足。

名医孙一奎

有一年秋天，明代名医孙一奎应朋友的邀请，给一个姓李的青楼女子看病，看病过程中，姓李的女子咳嗽了几声，她自己说咳嗽只是偶尔出现，也没什么特别不舒服的地方，但每次月经来血量都很少，只有一两滴，同时伴有冷汗淋漓，醒后就会感到四肢酸软，体力不支。孙一奎细心地诊完脉，并没有开方子，只是安慰了那个女子几句，说只要多休息就没事了。回到客栈，他的朋友问，为什么不开方子呢？孙一奎叹了口气说，她的脉象告诉我，疾病已到晚期，药物恐怕是没用了。他朋友很奇怪地说，那个女子看不出有什么大病啊，看上去精神也不错，怎么会严重到没药可治了呢？孙一奎说，她的脉象很怪，两寸部短涩，两关部弦，两尺部洪滑，是肾中元阴亏耗，元阳偏亢的表现，而她又是青楼女子，肯定多动欲火，这样就更加消耗体内的元阴。最后再看她的寸部脉象，寸部对应人体的心肺，寸脉短涩，则表明心肺精气不足，肺是水之上源，肺中精气亏耗，就无法再滋养和补充肾中的元阴。综合她的脉象，是邪火征兆，古书上说"阴虚则病，阴绝则死"，所以我断定她无药可医，到明年三月春季木旺的时节，肯定会病情加重而死。后来果然被孙一奎说中，姓李的女子在第二年二月死亡。

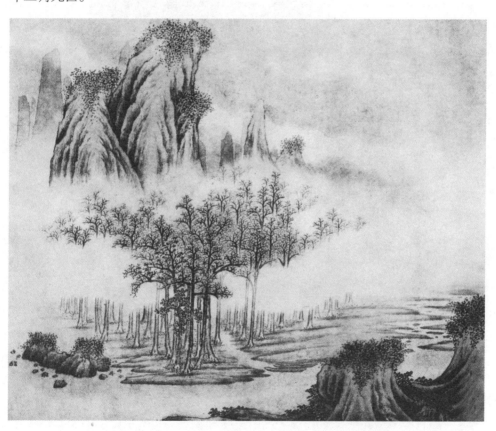

传统中医疗法

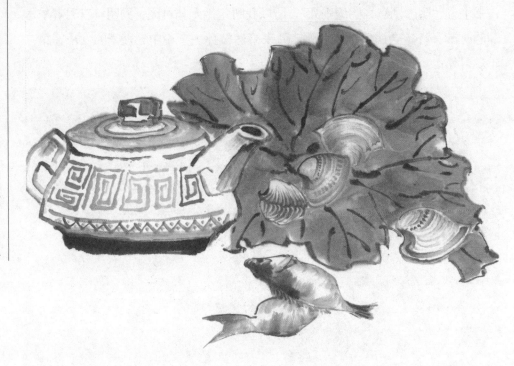

中医食疗

　　"中医食疗学"是中医药的重要组成部分，有"药食同源"之说，"神农尝百草"的故事，说明了中医药起源于食物，随着中医药的进步，逐渐形成了一种独特的治疗方法——食疗。中医食疗的理论基础是中医药理论，也就是以"阴阳五行""藏象学说""辨证论治""中医整体观"等中医学理论与学术思想为指导的"辨证施食"，经过长期的实践形成了独特的养生之道。

一、药食同源的悠久历史

（一）第一阶段——药食同源

在我国，药食同源说源远流长，药物与食物可以说是同期同步起源的，最早的药物都是食物，祖国医学从初起时，便与饮食结下了不解之缘，最早的医疗方法，正是饮食疗法。特别是火的发现与应用，使人类迈入了文明时期，扩大了食物来源，加强了卫生条件，并有效汲取了营养、增强了体质。

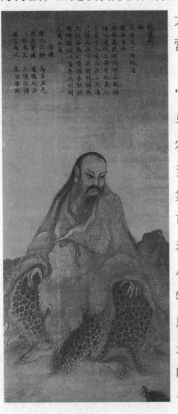

远古的神农氏时期，我国步入了农业社会，"神农尝百草"的传说反映了我们的祖先鉴别食物与药物的试验活动，《淮南子·修务训》曰："神农尝百草之滋味，水泉之甘苦，令民知所避就。当此之时，一日而遇七十毒。"传说神农氏见大家靠吃兽肉饮生水难以长久维持生命，便到处寻找可以果腹的植物，有时一日便中很多次毒，中了毒又解毒，反反复复，从而发现草本植物的药性。尽知其平毒寒温等性味，逐步教给人们认识了植物药，可见那个时候药与食是不分的，无毒者可就，有毒者当避。就这样古人有病时，最初只好这样尝一点，那样尝一点，吃了有毒的就死了，吃了不相干的就无效，吃到了对症的就好起来，于是知道了这是可解这种病痛的药。人们就这样长此以往地积累下去，渐渐有了经验。

夏商周三代是我国饮食文化发展的时期，食品医学形成并且深深地影响着我国的政治文化，那时帝王将相以烹饪为时尚，甚至将其作为选贤举才的标准，伊尹就是这一时期的代表。商汤时期王宫里有位善烹调的厨司奴隶，他有个儿子名叫伊尹，伊尹从小耳濡目染，从父亲那儿学到了一手高超的烹调技艺。有

传统中医疗法

一天父亲生病了，伊尹很是担心。奴隶哪里有钱治病呢？再说，医生也不会为一个奴隶治病的。看到儿子为自己的病情着急，父亲宽慰他说："孩子，别担心，我很快就会好的，以前你爷爷生病了也是自己治好的。""自己治好的？"伊尹瞪大了眼睛。原来，以前爷爷生病时，实在没钱治病，只得硬撑着。后来他却发现有些食物能把病"吃"好。次数多了就有了经验。"所有的病都可以'吃'好吗？"伊尹大感兴趣。"不一定，有时吃的食物反而会使病情加重呢！"父亲说。从这以后，伊尹熟悉了各种食物和药物的性能、功用，掌握了许多能用食物治疗疾病的方法。有一次，汤王病了，医生用药物治疗了半个月仍不见好转。汤王龙颜大怒，命令医生在三天之内治好自己的病，否则就将他处死。医生听说了这件事，便壮着胆子来找伊尹，伊尹建议医生试用几种食物进行治疗。医生满腹狐疑地看着充满信心的伊尹，想想也没有别的办法，只好冒险一试。没想到，汤王病情大为好转，他高兴地要嘉奖医生。医生不敢欺骗汤王，如实作了汇报。"有这样聪明的奴隶？立刻叫他来见我！"当年轻精干颇有见地的伊尹出现在汤王面前时，一下博得了他的好感。从此，伊尹受到了汤王的器重，他从烹调中领悟出许多治国安邦的道理，最后竟被破格任用为宰相。后来，伊尹成为汤王夺取天下的得力助手。《吕氏春秋》记载着伊尹和商汤王谈论烹调方法，伊尹引用了"阳朴之姜，招摇之桂"的语句，姜、桂可以调味，同时也是药品，至今仍是药膳食疗中的基本原料。一次，当汤王问伊尹得天下之道时，伊尹用当时通俗的食疗道理做比喻回答："吸取新的，除却旧的，肌肤血脉得以通畅。新的精神气力日渐增加，不好的邪气要驱除净尽，才能达到应享的寿命。"这就是

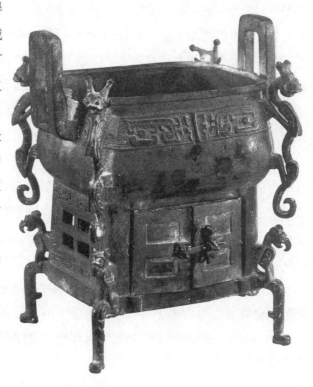

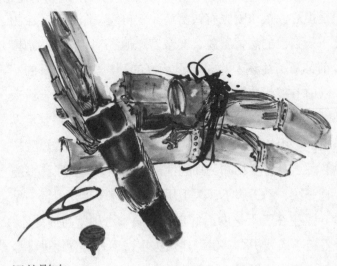

著名的"商汤问伊尹"。

伊尹巧妙地运用独特的烹调技术，对药物进行加工制作，制成了中药汤剂，这是食疗法的进一步发展，是中国医药史上的一大创举。后来伊尹写成《汤液经法》一书，他的食疗法对后世的医疗产生了深远的影响。

（二）第二阶段——食为医用

经过药食同源阶段后，到了西周时期，宫廷内出现了专做食疗保健工作的"食医"，居当时各类医师之首，对药膳的总结及食疗保健的发展卓有功勋，也一直享有较高的地位。据《周礼·天官》记载，周代的医生分四类，除专管饮食营养的食医以外，还有"疾医""疡医"和"兽医"。疡医有"以五气养之，以五药疗之，以五味节之"的理论，是中医"三分治七分养"治疗原则的源流。还提出"凡药，以酸养骨，以辛养筋，以咸养脉，以苦养气，以甘养肉，以滑养窍"，是谓我国养生学之滥觞，体现了"食为医用"。

至春秋时期，《黄帝内经》的药食理论"毒药攻邪，五谷为养，五果为助，五畜为益，五菜为充"为后世所推崇，并记载了如何运用食疗药膳来治疗疾病。如治目不瞑之"秫米半夏汤"，其秫米就是食物高粱米；治血枯用"四乌鲗骨一藘茹丸"，其中雀卵及鲍鱼汁皆为食物。又在《灵枢·邪气藏府病形篇》载有"诸小者，阴阳形气俱不足，勿取以针，而调以甘药也"，也体现了寓治于食。

汉代，张仲景在其《伤寒杂病论》《金匮要略》中吸收了大量入方的食物，并创制猪肤汤、百合鸡子汤、当归生姜羊肉汤等食疗代表方，体现了"食养为主，食治为先"的思想，将辨证论治和辨证食疗有机地结合起来，为中医食疗学奠定了理论基石。

在此后医家们以食为药，以食代药，以药为食，以食疗病，广开法门。以唐代孙思邈《千金要方·食治》所论最为精要，"为医者当须洞晓病源，知其所犯，以食治之，食疗不愈，然后命药"，还主张"凡欲治病，先以食疗，既食疗不愈，后乃用药尔"。并在其《千金翼方·养性·养老大例》中强调"君父有疾，期先命食以疗之，食疗不愈，然后用药。故孝子须深知食药二性"。食物和药物，用于治疗疾病时两者同时发挥疗效，互用互补不可分割，食治具有药疗难以替代的作用，故曰"食当入药"。这是孙思邈对药与食的辩证关系的论述，他把食疗放在第一的位置，认为食疗者才是良医，并提出"以脏补脏"的脏器疗法，如以动物甲状腺（鹿靥、羊靥）治疗缺碘性甲状腺肿，以动物肝（羊肝、牛肝）治疗夜盲症等，将食疗理论和实践完整结合。

（三）第三阶段——药膳、食疗、养生阶段

宋以后，食疗已经习惯化、系统化，甚至专业化，并走向膳食领域，日趋完善。由以元朝忽思慧撰写的《饮膳正要》对后世影响最大，它把食饮养生与医疗紧密联系在一起，大篇幅叙论诸饮食菜点，主副食及点心的配膳和烹制方法，并据此而说明其食疗作用。从营养学角度提出了有关健康的保养之道，如"补脾胃，益气力"的乞马粥，"治阳气衰败，五劳七伤"的枸杞羊肾粥，"治虚劳，骨蒸久冷"的山药粥以及麻子粥、马齿苋粥等，均有滋补强壮、延年益寿和防治疾病的作用。可见其以"膳"为主，以药（疗）为辅，重在饮食美味，寓治疗价值于饮膳之中，开创了药膳新时代。

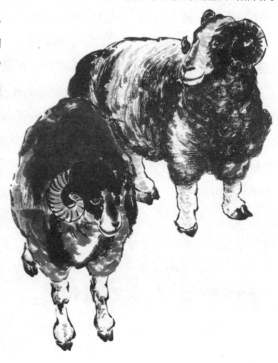

明清时期，食疗养生的影响更为广泛，大药学家李时珍极重视临床实践，在其著作《本草纲

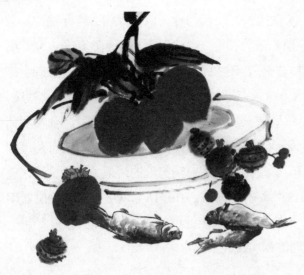

目》中大量收集了前人及民间的食疗方法、食疗经验等，阐明食治对治病养生的重要性。民间有李时珍采药会寿星的传说。当李时珍问他有何延年之道时，老隐士指着竹背篓里的木耳和胡萝卜说："山野之人能吃什么？我是常吃这胡萝卜烩木耳。"此后，李时珍反复试验、应用，证实了食用胡萝卜烩木耳特别有益于人的肝脏、心脏的健康，常食延年益寿。在当时食疗并非是独医家尊崇，各业俱重视，如朱棣等编撰的《普济方》是明初以前记载药粥最多的书籍，刘伯温《多能鄙事》、朱权《臞仙神隐》以及万历进士王象晋《二如亭群芳谱》等书中均有记载，可见食疗养生影响广泛。

清代曹庭栋对药粥的研究颇有独到之处，在其编撰的《老老恒言》中列举养生治病的药粥 100 种，根据"调养治疾功能深浅"分为上、中、下三品，十分适于老年体虚者啜用，"亦能体强健享大寿"。在这一时期百姓的饮膳水平普遍提高，宫廷的饮膳自然更上一层楼，特别是食疗药膳盛行，这在《清宫秘方》《清宫食谱》及《清宫医案和医方》中都有不少记载。

改革开放以来中医食疗、药膳与中医药事业一样，取得了长足的发展，当我们漫步在城市的大街小巷，可见生意兴隆的食疗药膳饭庄；在商场购物时，花样翻新、美味适口的中医食疗保健品琳琅满目。它与饮食文化完全融为一体，自动自觉地回到了"药食同源"的议题上来，同时摆脱了服食的神秘感，走上了以科学为基础的食疗之路。以上概述了中医食疗在饮食文化大背景下的历史发展过程，从食养到食治，再发展为药膳，最后到现代的食疗，是一套完整的、有理论、有方法的以饮食为主的医疗保健体系，现代的科学的食疗原理，先进的制作流程将推动食疗文化的健康发展。

二、中医理论与食疗

随着中医药理论体系的形成和临床经验的不断丰富，食疗的理论和实用配方成为了中医药学的重要组成部分，食疗也一直把中医药理论作为依据与核心。

中医经典著作《素问》中就提出了"天食人以五气，地食人以五味。五气入鼻，藏于心肺，上使五色修明，音声能彰；五味入口，藏于肠胃。味有所藏，以养五气，气和而生，津液相成，神乃自生"。这实际上指明了人的生命全部仰赖于天地间五气五味的供养。五气即自然界之大气，五味即存在于自然界的各种食物。《素问》还说，自然界的食物经过人体摄入以后"食气入胃，散精于肝，淫气于筋；食气入胃，浊气归心，淫精于脉；脉气流经，经气归于肺，肺朝百脉，输精于皮毛；毛脉合精，行气于腑，腑精神明，留于四脏，气归于权衡；权衡以平，气口成寸，以决死生"。这说的是食物中存在着许多精微物质，这些水谷之精"清者为营，浊者为卫，营在脉中，卫在脉外，营周不休，五十

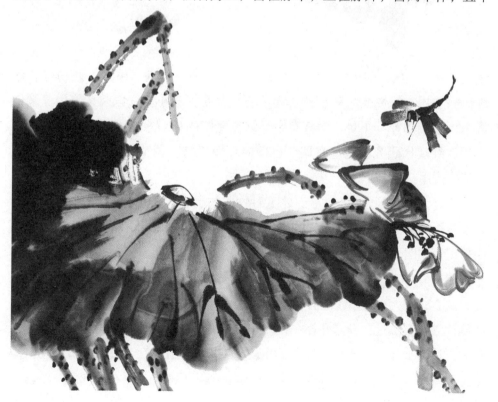

中医食疗

95

而复大会，阴阳相贯，如环无端"。人身体内各种气的兴衰，是与人的生命健康息息相关、共存亡的。因此饮食疗法必须要遵循辨证的原则，一切以人体的需求为依据，通过下面几点即可知晓。

（一）以阴阳五行为指导，以气血津液为基础，与藏象密切相关

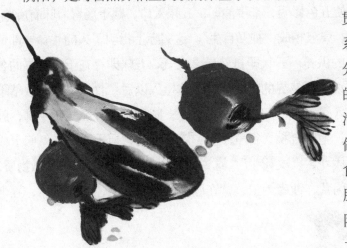

阴阳，是对自然界相互关联的某些事物和现象对立双方的概括。阴阳学说贯穿于中医学理论体系的方方面面，疾病分阴症、阳症，治疗的药物、食物也要辨清其阴阳属性，才能做出针对性施治、施食。即阳胜则热，阴胜则寒；阳虚则寒，阴虚则热，寒者热之，热者寒之。也就是说，寒性疾病，要用温热性质的药食，如羊肉、狗肉、生姜、葱白等；热性疾病要用寒凉性质的药食，如莲子心、菊花、赤小豆、龟肉、鳖肉、薏仁等来调整阴阳补其不足，泻其有余，恢复阴阳的相对平衡。这些药食的治疗作用，经现代研究证明是有调节机体内环境稳定，调整新陈代谢及免疫系统功能的效用。

五行，即木、火、土、金、水五种物质的运动，五行学说，在中医学主要是以五行的特性分析研究机体的脏腑、经络等组织器官的五行属性，在食疗学中体现为"四季五补""五味""五入""五禁"的用膳原则。"四季五补"，一年四季分"春、夏、长夏、秋、冬"，对应五脏配五行即：春，属肝，配木；夏，属心，配火；长夏，属脾，配土；秋，属肺，配金；冬，属肾，配水。故而施食滋补方法是：春需升补，宜补肝；夏需清补，宜补心；长夏需淡补，宜补脾；秋需平补，宜补肺；冬需滋补，宜补肾。"五味""五入""五禁"即依据五脏各有所喜所恶，以五行生克的理论衍化而来的，早在《内经》中已述

"五味所入，酸入肝，辛入肺，苦入心，咸入肾，甘入脾，是谓五入"，"肝病禁辛，心病禁咸，脾病禁酸，肺病禁苦，肾病禁甘"。

气、血、津、液是构成人体和维持人体生命活动的基本物质，中医理论认为，它们最精华的部分称为"精"。又有"先天之精"和"后天之精"。食物进入体内而成的水谷精华即"后天之精"，对治疗疾病有重要意义。即使肾所藏之"先天之精"有损乏，也可通过食物加以补充，可用一些"血肉有情之品"如鹿茸、鹿肉、鹿血等补阳精。食疗中有一些常用来补充血和津液不足的食物，如大枣、荔枝、龙眼、猪血、猪肝、鸡血、鸡肝等常食可补血；鲜芦根、生梨、西瓜、甘蔗汁等常食可生津；鳖肉、龟肉常食可增液。

饮食疗法与藏象密切相关，藏，是指藏于体内的内脏；象，是指表现于外的生理、病理现象。藏象学说，是通过对人体生理、病理现象的观察，研究人体各个脏腑的生理功能、病理变化及相互关系的学说。特点是：以五脏为中心的整体观，体现在以脏腑分阴阳，一阴一阳相为表里，脏与腑是一整体。如，心与小肠、肺与大肠、脾与胃、肝与胆、肾与膀胱、心包与三焦相为表里，这些对药膳食疗十分重要。如眼疾患者，若是病变在肝，则可用补肝明目的药食，沙苑羊肝汤效果很好。又如，羊肝汤对青盲内障有较好的疗效。在藏象学说的指导下研究药食对各脏腑的疗法，非常有意义。

中医食疗

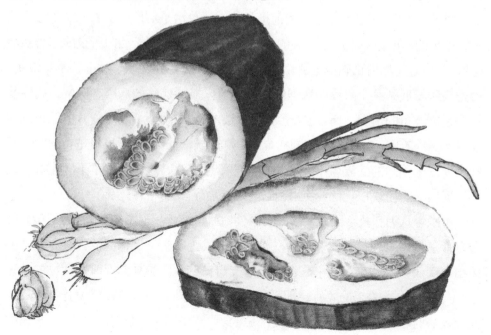

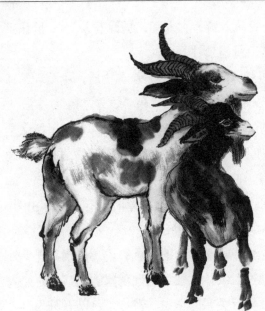

中医学亦有"以脏补脏""以脏治脏"的专门疗法。早在《神农本草经》中就有记载，是由孙思邈明确提出的，鹿肾治疗阳痿、鹿或羊靥（甲状腺）治疗甲状腺病等，都是世界医学史上最早的记载，得到了现代医学的验证。

（二）以辨证施食为准则

辨证论治（又称辨证施治）是中医认识疾病和治疗疾病的基本原则，是中医学对疾病的一种特殊的研究和处理方法，也是中医学的基本特点之一。那么什么是辨证呢，是将四诊（望、闻、问、切）所收集的资料、症状，通过分析，综合辨清疾病的原因、性质、部位以及邪正之间的关系，概括、判断为某种性质的症候。这个过程就是"辨证"。辨证的结果，确定相应的治疗原则和方法称之为"论治"又叫"施治"。"辨证"和"论治"相合，即为中医学的"辨证论治"。辨证决定治疗的前提和依据，论治是治疗疾病的手段和方法。

中医的辨证论治不同于一般的"对症治疗"，也不同于西医所说的"辨病治疗"，其核心是如何正确地识别"症候"。"症候"不是症状、体征，不是疾病，而是疾病发展到某个阶段的病理概括，它可以概括疾病的病因、病位、病性及正邪之间斗争的情况，所以它比疾病病状、体征更全面、更深刻，更能正确地反映疾病的本质。施治可见"同病异治"和"异病同治"，即虽然是相同的疾病却表现出来不同的症候就不能使用相同的治疗方法；反之虽然是不同疾病，只要表现出来的症候相同就可使用相同的方法治疗。

中医学认为"药食同源""药食同性"。食物就是药物，亦可祛病延年。中医食疗是在中医理论的指导下，以包含的形式进行医疗、保健的一种方法。中医治疗疾病要辨证施治，中医食疗自然要辨证施食。选择食疗时，食物的性味必须与疾病的属性相反才行，即采用"寒者热之""热者寒之"的治疗方法，治疗疾病时根据疾病的性质、病变部位的不同，以及正气损耗的情况，来调配

传统中医疗法

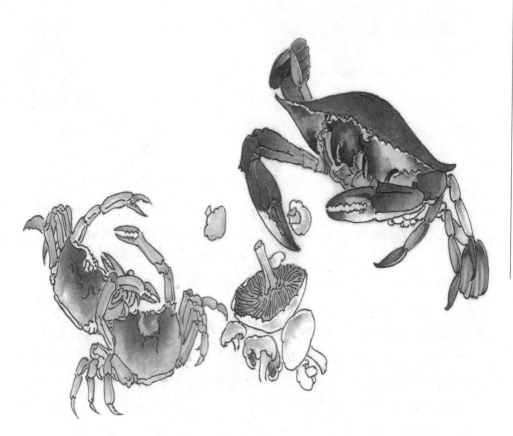

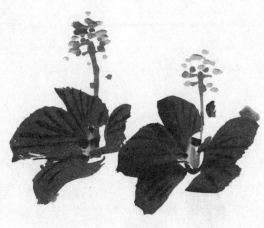

相应的饮食，具体可根据以下几种情况施食：

1. 根据疾病的性质施食：疾病分寒热，食物也有寒热之别。葱、姜、蒜、牛肉、羊肉、狗肉均为温热性，可用于外感风寒、阳虚内寒之症；小米、绿豆、西瓜、鱼、鳖等属寒凉性，用于热盛伤津之症，方可对症。

2. 根据正气的损耗施食：五脏对应五味，食物同样分属五味，各归相应的脏腑，如酸养肝，苦养心，甘养脾，辛补肺，咸滋肾，但要注意五味又不可太过。

3. 根据正气的损耗施食：中医学认为，疾病过程都是正邪相争的过程，无论疾病的哪个阶段，人体的正气都会遭到不同程度的耗损，所以本着"虚则补之"的原则来实施食补，得到药物所不能替代的治疗作用，正所谓"药补不如食补"。如：用羊肉、骨髓等补益气血，益精生髓，作用是一般草药的数倍。

4. 根据自然、地理、环境施食：人的生长壮老与自然界息息相关；四季之变化，六气之太过或不及，四方地理环境之差异，对于人体均可造成相关的疾病，治疗时必当注意因时、因地、因人制宜，饮食疗法同样不例外。

5. 大病、久病之后的施食：久病、大病正气亏损，用补益性质的食物使之恢复元气，"虚则补之"既要营养丰富的食物又要易于消化吸收的食物，以免因食物伤及脾胃，因食而病留下后遗症。

辨证施食是食疗的重要原则，医者要做到"食疗有方，方必依法，定法有理，理必有据"。

（三）中医食疗的整体观

中医学认为，人体是一个有机的整体，人体与自然环境也是一个有机的整体，这一观念在饮食疗法上同样体现出来，无论进食还是食补，都要先考虑季节，根据四时（四季）气候特点，春温、夏热、秋凉、冬寒，再结合食物寒热

传统中医疗法

温凉而进食、食补；其次要考虑地方水土及饮食习惯，如有的地区习惯辛辣，有的习惯食醋，有的喜食面，有的喜食米等，这体现了整体观的一个方面。

　　中医认为，人体是个有机的整体，每部分以五脏为中心，通过经络系统把六腑、五体、五官、九窍、四肢百骸等全身组织器官联系成有机的整体。人体某一局部区域内的病理变化，往往与全身脏腑、气血、阴阳的盛衰有关。因此在用药食治疗疾病时医者必须了解五官、形体、色脉等变化，方可诊断出内脏病变，从而提出正确的施食方法。如得了口舌糜烂的患者，由于心开窍于舌，心与小肠相表里，所以可用清心泻小肠火的药食来调理，能收到较好的疗效。正如《灵枢·终始》中说"病在上者，下取之，病在下者，高取之"，正是在整体观指导下确定的治疗原则。

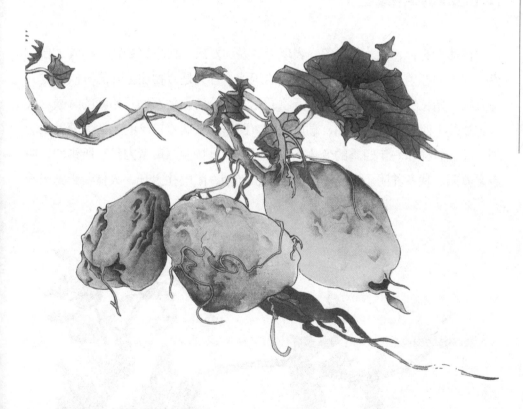

三、中医食疗养生

中医学认为益寿延年要依靠摄生，而摄生主要包括饮食与起居两方面，所谓"民以食为天"，欲求身体健康，则必须注意饮食调养。俗语说得好："补养得体，祛病延年""使身体好，药补不如食疗"。若能经常用中药配合食物煲服，采取恰当的食疗，就可做到有病可治病，无病可防病，能增强体质，此乃人生健康之道。

（一）四季的食疗养生

自然界的春、夏、秋、冬，表现为春温、夏热、秋凉、冬寒，构成了自然界一切事物春生、夏长、秋收、冬藏的规律，春天是万物往上升的时候，夏天是万物开始长的时候，到了秋天万物开始收获，冬天是万物开始藏的时候。人一定要跟上四季变化的节拍，顺应四时（四季）来调整自己的生活保健养生法则。我们怎样和一年四季的变化相吻合呢？就是按照《黄帝内经》所讲的，叫春夏养阳、秋冬养阴。春夏季节万物生机勃勃，阳气往上升，人借着天力来养

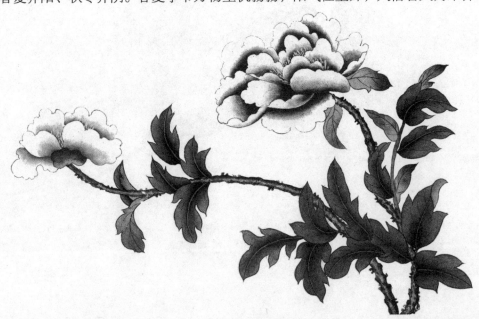

传统中医疗法

自己的阳气；秋冬季节天气开始收敛，开始封藏，人也要借着这个大好时机来收敛、储藏。

1. 春季

万物生长，阳气初生，春季是个充满生机的季节，经过冬季，人体内的精、气、神在此时复苏，那么怎样才能在日常饮食中达到养生的目的呢？中医认为，春天养阳，我们在吃的时候，应该吃一些偏阳性的东西，比如青椒、韭菜、蒜苗、葱头、豆芽，最好在春天时吃韭菜、鸡蛋、松子、摊饼，以养阳气。韭菜的特点是割了一茬又长一茬，具有一种不断生发的功能，阳气很足。松子在天寒地冻当中还郁郁葱葱，它里面焕发着阳气。鸡蛋和其他的蛋类实际上是地球的一个缩影，蛋壳就是地壳，蛋青就是地幔，蛋黄就是地核，基本上是按照这个来模仿的，也是按照大自然的规律演化出来的，所以它里面包含了很多完整的信息。

春季是肝主令之时，所以此时养生，首要养肝，肝与脾互为母子关系，健肝先健脾，故春季的饮食养生以养肝健脾为原则。健脾祛湿益气，可用荷叶煲汤，在汤中加藿香、薏米、茯苓等，以达健脾祛湿之效。另外，莲子杏仁露，苦瓜芥菜猪骨汤，马齿苋兔肉汤等都可常食以养肝健脾，如果经常感觉疲惫、腹泻、没有食欲、消化不良，而且容易感冒，这都是脾虚的较重症状，此时当在煲汤时加入淮山药、党参、黄芪等药材，具有健脾益气的作用。党参茯苓煲鸡比较适合这类脾虚的人。春季肝旺脾弱饮食当宜省酸增甘，甘味食物能滋补脾胃，而酸味入肝其性收敛，多吃不利阳气的生发和肝气的疏泄，使本来就旺的肝气更旺，而愈发损害脾胃，这正是慢性胃炎、胃溃疡等疾病在春季容易自发的原因，所以这个季节要多食大枣、山药、大米、小米、糯米、高粱、薏米、豇豆、扁豆、黄豆、

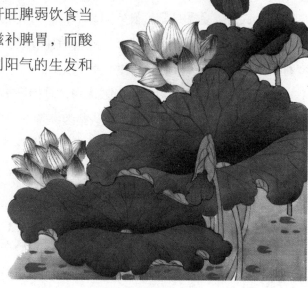

中
医
食
疗

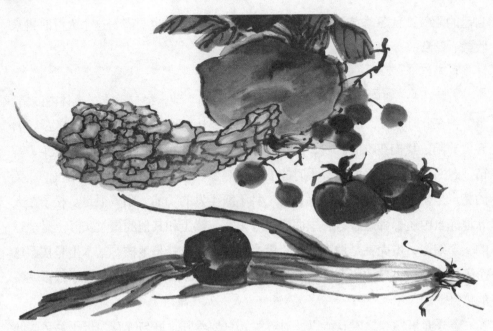

甘蓝、菠菜、胡萝卜、芋头、红薯、土豆、南瓜、黑木耳、香菇、桂圆、栗子等等。多食大葱、生姜、大蒜、韭菜、洋葱等能祛阴散寒；多食蜂蜜、梨、香蕉、百合、冰糖、甘蔗、白萝卜等能养阴润燥，缓解春季多风干燥使人"上火"的症状，此外要少吃黄瓜、冬瓜、绿豆芽等寒性食品，它们会阻碍春季体内阳气的生发。

2. 夏季：

中医认为，夏季是阳气最盛的季节，天气炎热，人们都不想吃东西，营养容易缺乏，而且夏天人体出汗多，能量消耗较大，从中医养生和食疗补益的角度看，要想顺利度过苦夏，饮食上就应注意。

酸味寒凉的食物可解暑，中医认为，夏为暑热，夏季归于五脏属心，适宜清补。而心喜凉，宜食酸，可多吃些猪肉、李子、桃子、橄榄、菠萝、芹菜等。中医注重天人合一，阴阳互补，因此夏天应多吃些性寒凉味酸的食物，尽量不吃辛辣温燥之物。不过应注意，过度的生冷饮食，能伤及人体内的正气而诱发疾病。

清热利湿宜肠胃，人体在夏天津液消耗较多，应注意清热生津止渴。而且这一时期暑湿并重，更应在日常中多注意清热利湿、清暑化湿。按中医养生学的观点，过湿对脾不利，因此日常饮食中应适当多食甘凉或甘寒食物。但应注意，味苦的食物具有易泻易燥的功能，所以虽有清热的作用，但也不宜多食。夏天高温酷热，人们都喜欢吃冷饮，喝水也多，容易导致湿气侵入体内，使人的消化功能产生障碍，引起食欲不振等。因此夏天要常吃利水渗湿的食物，比如南瓜、茯苓、荠菜、黄花菜、莴苣、冬瓜、蚕豆、白豆蔻、鲤鱼、鲫鱼等，这样能够健脾和胃，保证肠胃功能正常。

中医认为，脾胃为后天之本，主司运化水谷。夏季人们常感食欲减退，脾胃功能较为迟钝，此时饮食宜清淡，这样才有助于开胃脾，增食欲，健运化。此时的膳食一般以清淡食品、素食为主，因为这些食物总热量略低，其营养素的构成为蛋白质含量略高、纤维素含量较高，脂肪及糖的含量略低。这起到了夏季的清补作用。主食方面宜用以粳米、麦粉为主要原料制成的米饭和软食，比如粥、面条、馒头、面包、馄饨、水饺、冷面、蒸饺等，以及各种汤、羹、糊等。副食方面宜用味酸或性味甘凉的肉类、禽蛋类、水产类、蔬菜类、瓜果类、乳蜜类等食物，并宜用酸甜类调味品。食物烹调应以凉拌、蒸、煮、炖、烩为主，并注意保证盐分的适度摄入。

夏天，天气特别热的时候要吃一点人参生麦饮。生麦饮是由人参、麦冬、五味子制成，这是著名医家孙思邈的方子，可治暑热。为什么在暑热季节用生麦饮呢？因为这个季节人体的阳气都跑到外面去了，内里的阳气不足，所以要用人参补气；汗出得太多了，用五味子收敛心气；天气太热，汗出以后里面的津伤阴，所以用麦冬养阴。

（1）绿豆粥

［做法］绿豆100克加水浸泡4小时，除净杂质，放入锅内。粳米250克淘洗干净，也放入锅内。加入适量水，大火煮沸，小火炖煮。至绿豆、粳米熟透，每日早晚食用。

［功效］本品具有清热解暑、解毒利水的

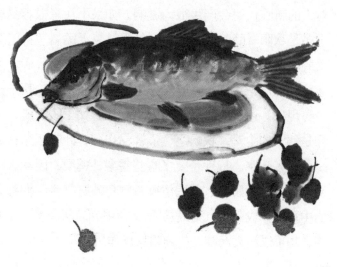

功效，适用于暑热、烦渴、水肿、腹泻、痢疾、痈肿等病症。本品正应了"药食同源"之说，"药膳未必都添加药"。

（2）荷叶乳鸽片

[做法] 乳鸽4只（宰后洗净），鸽头、鸽翼放入瓦钵内，用姜、蚝油、盐、麻油、白糖、胡椒粉及湿淀粉拌匀，后下猪油拌匀，放于长碟中，横放一根水草。荷叶用开水泡过，洗净，抹干水，放在碟子上面，将鸽片、冬菇片60克、火腿片15克互相间隔，分三行排在荷叶上，鸽头、鸽翼放上面，用水草裹紧呈长方形，入笼中蒸20分钟，去水草即可食用。

[功效] 补气养精，消暑补脾，适用于一切虚弱者，是夏季良好的补品。

3. 秋季：

秋季，秋高气爽，雨水渐少，是一年中气候比较干燥的季节。在干燥的秋季需防"秋燥"，而通过饮食防治秋燥是最好的办法。

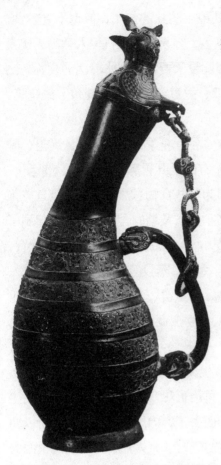

从中医来看，人的健康和气候、外环境的变化有密切关系，干燥的秋季，对人的新陈代谢会产生很大影响，如果不注意很容易患病。特别是在北方，由于多是秋阳暴晒的天气，而刚经受过夏天酷暑"折磨"的人的体质，在初秋就受到酷暑和秋季干燥天气的夹击，因此很容易致病。人们常会出现阴虚火旺的症状，如口干舌燥、嘴唇干裂出血、皮肤干涩、咽干口渴、音哑、便秘、小便少等现象。还有的人会出现燥咳症状，如干咳少痰、痰中带血等等。这是由于燥是秋天的主气，秋燥之气最容易伤肺，此时预防秋燥润肺尤为关键，可多吃蔬菜，多喝水。特别是要多吃些雪梨、鸭梨，因其生食能清火，蒸熟食用可滋阴。也可服秋梨膏、养阴清肺膏、龟苓膏等滋阴润肺之品，还可以将一些润燥的中药制作成药膳（粥或汤），如麦冬百合银耳汤、银耳鲜藕汤、菊花麦冬泡茶等，均可以清火润肺，起到防秋燥作用。

秋季是一个从炎夏向寒冬过渡的季节，是人们抵抗力相对较弱的时候，因此，在饮食上应该多吃一些能够增强人体抵抗力和免疫力的食品。比如，红薯、蘑菇、燕麦、榛子、葵花子、酸奶、牛肉、鸡汤、鱼、贝类等。要多喝蜂蜜，少吃姜，因为秋天气候干燥，燥气伤肺，加上再吃辛辣的生姜，更容易伤害肺脏部，加剧人体失水、干燥。那么，人体就必须经常给自己"补水"，多喝水也就成了我们对付"秋燥"的一种必要手段。建议白天喝点盐水，晚上则喝点蜂蜜水，既是补充人体水分的好方法，又是秋季养生、抗拒衰老的饮食良方，同时还可以防止因秋燥而引起的便秘。蜂蜜所含的营养成分特别丰富，主要成分是葡萄糖和果糖，此外，还含有蛋白质、氨基酸、维生素 A、维生素 C、维生素 D 等。蜂蜜具有强健体魄、提高智力、增加血红蛋白、改善心肌等作用，在秋天经常服用蜂蜜，不仅有利于这些疾病的康复，而且还可以防止"秋燥"对于人体的伤害，起到润肺、养肺的作用。不吃或少吃辛辣烧烤之类的食品，比如辣椒、花椒、桂皮、生姜等，特别是生姜很容易让人上火。这就要求人们在饮食方面把握一个"度"，将少量的葱、姜、辣椒作为调味品，问题并不大，但不要常吃、多吃。这仅仅是秋季调节饮食的一个办法，无论怎样身体健康是第一位的。

（1）百合杏仁枇杷粥

[做法] 首先在锅里放入适量的开水，然后依次把洗净的百合 15 克、杏仁 12 克和粳米 50 克倒进锅里，用大火煮，一边煮一边搅拌，让粥始终保持微滚的状态，一直煮到米粒开始膨胀，米水融合，柔腻如一时再换小火。接着开始准备其他配料，把鸭梨 20 克去皮切成丁，枇杷果 20 克也切成小丁，先放入枇杷丁，稍稍搅拌，再放入梨丁，再一边搅拌一边熬。等到粥熬好后，把它盛在碗中，放到温度稍凉，再加点蜂蜜，这样这道百合杏仁枇杷粥就做好了。

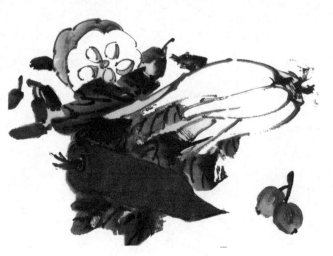

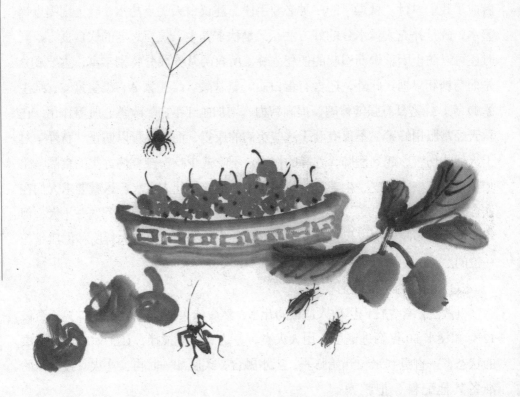

[功效] 百合杏仁枇杷粥适用于秋燥伤阴，干咳少痰，皮肤干燥。

（2）川贝蜜糖炖雪梨

[做法] 先把雪梨 1000 克去芯、切块，与川贝母粉 10 克、雪梨汁 1000 克、阿胶 500 克一起放入炖盅，以慢火炖 1 个小时即成。蒸熟成贝梨膏，每次服用 10 克，日服两次，蜜糖可在川贝炖好后，食前放上去。

[功效] 川贝蜜糖炖雪梨是民间调理咳嗽燥热的常用良方，特别是对肺燥引起的咳嗽，功效特别显著。贝梨膏可滋阴润肺，治久咳不愈、痰中带血等。

4. 冬季

按照祖国医学的理论，冬季是匿藏精气的时节，此时天气寒冷、草木凋零、蛰虫伏藏，万物活动趋向休止。由于气候寒冷，人体对寒冷的抗御能力不断减弱，对能量与营养的要求较高，而且消化吸收功能相对较强，为了适应机体的需要，必须多吃富含糖、脂肪、蛋白质和维生素的食物，调整饮食增加热量。寒冷的环境，适当进食高热量食品，能促进糖、脂肪、蛋白质的分解代谢，减少散热，并能滋养五脏、扶正固本、培育元气，促使体内阳气升发，从而温养全身组织，使身体更强壮，有利于抗拒外邪，起到很好的御寒作用，减少疾病的发生。可适当多吃瘦肉、鸡蛋、鱼类、乳类、豆类及富含碳水化合物和脂肪的食物。补充富含钙和铁的食物可提高御寒能力，含钙的食物主要包括牛奶、豆制品、海带、紫菜、贝类、鱼虾等；含铁的食物则主要为动物血、蛋黄、猪肝、黄豆、芝麻、黑木耳和红枣等。

祖国医学强调"正气内存，邪不可干"。正气不足是人体虚弱和致病的原因。扶正祛邪、扶正固本，着力于调节机体的机能状态，增强体质，防止邪气入侵。提高机体的防御能力，中医的扶正祛邪学说，与现代免疫学的"机体的

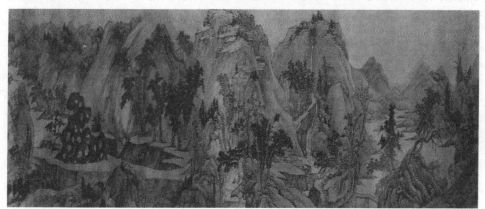

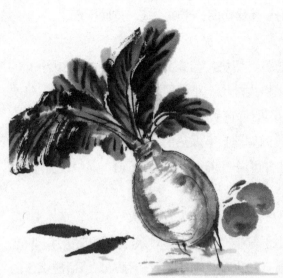

防御功能和自我稳定功能及免疫监视功能"学说不谋而合。利用补品培养正气，驱除邪气。凡用于治疗各种虚症，具有滋养补益人体气血阴阳不足的药物和食物即为补品。食补在冬令尤为重要，利用食补借以养生。补虚损、抗寒冷、复元气，预防疾病，"冬令进补，明年打虎"。

适当进补不但能提高机体的抗病能力，还可把滋补品中的有效成分储存在体内，为明年开春乃至全年的健康打下基础。我国民间素有"三九补一冬，来年无病痛"之说。冬令进补则应根据中医"虚则补之，寒则温之"的原则，注意养阳，以滋补为主，多吃温性、热性、特别是温补肾阳的食物进行调理。这样便可平衡阴阳，调和气血，提高机体的耐寒能力，增强机体免疫功能，促进病体康复，显示出药物所不能替代的效果。根据每个人的不同情况来采取适合自己的进补方法。针对气虚、血虚、阳虚、阴虚，采用不同的补品，历代本草中记载了多种扶正祛邪的补品：气虚者用人参或西洋参，两者均含有多糖类等多种活性物质，有大补元气之功效；血虚者服阿胶，含有胶原和水解氨基酸及钙等，能促进红细胞的血红蛋白生成；阳虚者用鹿茸，富含氨基酸及钙磷镁，有壮肾阳、强筋骨之功效；阴虚者服枸杞子、百合，均含有蛋白质、脂肪、糖及多种生物碱等，有养阴润肺、清心安神等功效。上述补品已制成多种保健食品，贮存、携带、服用十分方便。对于体质很虚的人，吃一些热性的炖品是可以的，健康的人则不宜多食，不然会造成热量摄入太多，淤而化火，生出别的病来。

中医认为，"脾胃为后天之本"，若是脾胃消化功能不好，所吃的补品不仅不能消化，反会增加胃肠负担，造成消化不良，所以在进补之前，应先调理脾胃，如病后胃肠功能低下者，可先喝一段时间的桂圆红枣粥。即使胃肠功能正常的人，也应在进补时加些行气消胀的陈皮、薏米之类，以免进补肉食阻塞气机，出现腹胀少食现象。

（1）山药羊肉汤

［做法］羊肉 500 克洗净切块，入沸水锅内，焯去血水；姜葱洗净用刀拍破备用；将山药片 150 克清水浸透与羊肉一起置于锅中，放入适量清水，将其他配料一同投入锅中，大火煮沸后改用文火炖至熟烂即可食之。

［功效］补脾胃，益肺肾。

（2）黑芝麻粥

［做法］黑芝麻 25 克炒熟研末备用，粳米 50 克洗净与黑芝麻入锅同煮，旺火煮沸后，改用文火煮至成粥。

［功效］补益肝肾，滋养五脏。本方更适于中老年体质虚弱者选用，并有预防早衰之功效。

（二）传统节日的食疗养生

1. 春节

春节，是农历的岁首，又叫阴历（农历）年，俗称"过年"，是中华民族最隆重、最热闹的古老传统节日。带有浓郁的民族特色，而贯穿于春节始终的中医饮食养生保健意识，也应当是这个传统佳节具有永恒生命力的重要因素。

蒸年糕是家家必备的春节食品。年糕的口味、样式虽然因地而异，但是制作所用的主要原料几乎南北相同，都是江米、黄黏米、粳米、糯米等制成。这些谷物或甘平或甘温，具有补中益气，健脾和胃的功能，再配以大枣、赤小豆及紫苏叶等蒸制而成年糕，既能有效提供冬季所需的较高热量，还有利于补益人体的气血以应冬藏时令，同时有效保护脾胃及肠道的功能，增强耐寒能力，免受寒邪的侵袭。

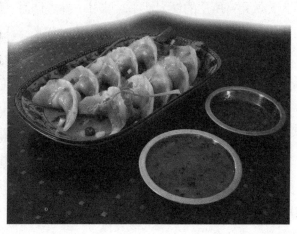

饺子，每逢新春佳节，饺子是不可缺少的佳肴。中医饮食养生理论认为，食物应该是谷、肉、果、菜，搭配合理，营养均衡，才能够充分补益人

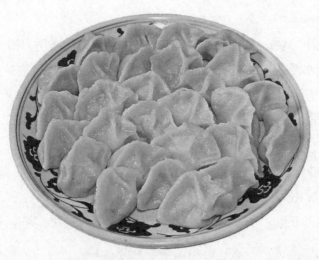

体精气，从而给人体提供必要的营养需求。饺子恰好就是把谷、肉、果、菜完美结合，荤素搭配，营养丰富的养生食品。饺子皮由面粉制作，而麦是五谷之一，五行属火，性甘温，是五谷中最具热量的食物，因此，在寒冬食用最有利于抗寒；饺子馅中的肉，能够补中益气，长气力，五行属水，内应人体五脏之中的肾，外应四时中的冬季，所以在冬季吃肉有利于填补肾精，营养五脏；馅中配以应时蔬菜，可以补充人体必需的各种维生素和微量元素，增加素食纤维，有利于调整胃肠功能及防止脂肪类食物过量。

从蒸年糕到包饺子，春节期间的饮食习俗让人们能够在过节的欢乐气氛中主动、适时、自然而然地调整饮食结构，保证了营养，增进了健康。

2. 元宵节

元宵节，是农历的正月十五，也叫"灯节""灯夕""上元""上元节"。每逢元宵节，家家户户都要挂彩灯、放焰火，到了晚上，全家还要围坐在一起，品尝美味的元宵。

元宵不仅是一种传统食品，而且对人体具有滋补保健的药用价值。中医认为，做元宵所用的糯米性平、味甘、补虚调血、健脾开胃、益气止泻，有暖中、生津和润燥的功能。《本草经疏》载，糯米"补脾胃，益肺气之谷。脾胃得补，则中自温，大便亦坚实。温能养气，气充则身自多热"。再者制作各类元宵馅中所含的原料如冰糖、山药、大枣、核桃、玫瑰花、桂花、山楂等，无疑对身体具有不同程度的滋补功能和一定的药用疗效。

山药元宵，生山药150克，洗净，蒸熟，剥去皮，放在大碗中，加入白糖150克、胡椒面少许，以勺压拌调匀成泥馅备用。糯米粉250克调水适量，揉成软料，与山药馅包成元宵，煎煮皆可。这种元宵有补肾滋阴之功效。

珍珠元宵，珍珠粉0.3克，枣泥50克，加糖适量，包入糯米粉中做成元宵，每次服 10 个，可在早晨作点心食用。经常食用，对神经衰弱所致的失眠有一定效果。

3. 端午节

端午节，是农历五月初五，又称端阳节。民间有包粽子、划龙船等纪念屈原的习俗。粽子用菰叶、芦叶或箬竹裹沾黍米、糯米或掺以赤豆、蚕豆瓣做成，形状有三角形、斧头形、牛角形、枕头形等；品种有咸肉粽、鲜肉粽、火腿粽、枣肉粽、豆沙粽等。最常见的是用糯米与红豆共同包制的粽子。红豆不仅内含丰富的蛋白质及多种营养物质，而且具有利水除湿、和血排脓、消肿解毒等功效。夏日气候炎热且多雨，人体常为湿热阻遏，红豆能够利水湿、解热毒，与绿豆相辅相成，堪称消夏良药。

吃咸鸭蛋为端午节又一食俗。咸鸭蛋咸而微寒，能滋阴、清肺，可治膈热、咳嗽、喉痛、齿痛、泻痢等病症。咸鸭蛋不仅具有医疗作用，且能有效补充人体在夏天盐分的缺失和营养物质的消耗，因而也是一味夏季食补与佐餐佳品。

不少地方过端午节时还用米粉或面粉发酵与艾蒿一起蒸馍馍。艾蒿叶中含有多种挥发油，具有芳香气味，可驱虫杀菌，对多种细菌及某些皮肤真菌有抑制作用，所以古代在端午除病驱瘟，无论食还是用，艾蒿均必不可少。

大蒜炒苋菜是许多家庭在端午节喜欢食用的一道菜。大蒜素有"天然抗菌素"之誉，在食物中杀菌解毒作用十分显著。苋菜性味甘凉，有清热解毒、除湿止痢之功，适宜于暑天赤白下痢、里急后重者食用。大蒜与苋菜同炒，优势互补，是防治痢疾等夏季肠道疾病不可多得的良药佳蔬。

古人过端午，还有饮雄黄酒的风俗。因为端午节后即进入炎热季节，各种病菌随气温升高而滋生，此时用雄黄杀虫

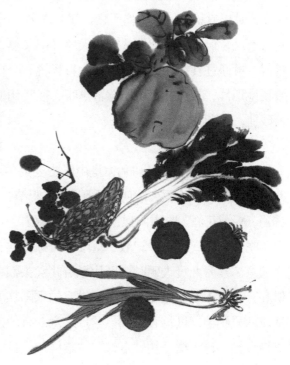

中医食疗

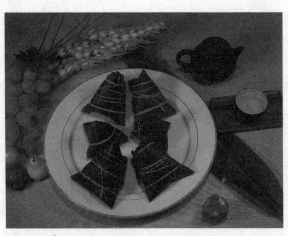

解毒防病最为适时。雄黄性辛温，具有解虫蛇毒、燥湿、杀虫的功效。

4. 中秋节

中秋节，是农历八月十五日，又称"仲秋"，有赏月、吃月饼的习俗。

中秋时节是万物成熟的季节，随着气温逐渐转凉，万物也随着寒气而逐渐萧条，此时早晚温差大，最需要保养，在五行学说中秋属金，主敛肃，应于肺，因应秋天的肃杀之气，易脱水，情绪也容易受压抑，因此，养生应依据"万物秋收，肺气金旺"的特点。食养应以防燥摄阴，滋肾润肺，在饮食上，以少量椒、葱、韭菜、蒜等辛散食物，配合芝麻、糯米、蜂蜜、甘蔗、菠菜、白木耳、梨、鸭肉、乳品等柔润食品。至于老人，还可以多吃一些米粥来益胃生津，亦可佐以人参、沙参、麦冬、百合、冬虫夏草、核桃仁、杏仁、川贝、胖大海等益气滋阴、宣肺化痰。

此时正值秋初暑气由盛而衰，朝凉夜热，日夜温差变化大，到了十月左右，暑气渐退，但逢秋老虎发威时，天气又闷又热，这种凉热不定的天气，最容易感冒。可通过食疗预防感冒，如生青杨桃五个榨汁，加入一钱人参粉共服；或酸杨桃切片，加点盐，可防感冒声哑、喉咙病痛；还可香蕉一个，加柠檬数片及砂糖，腌半小时后食用。

5. 重阳节

重阳节是农历九月初九，是中国古老的传统佳节，中国古人以九为阳数，九月初九，两阳相重，故叫"重阳"。重阳节，又有"老人节"之称。有登高、赏菊、喝菊花酒、吃重阳糕、插茱萸等风俗。

吃重阳糕，据史料记载，重阳糕又称花糕、菊糕、五色糕，制无定法，较为随意。九月九日天明时，以片糕搭儿女头额，口中念念有词，祝愿子女百事俱高，乃古人九月做糕的本意。讲究的重阳糕要做成九层，像座宝塔，上面还做成两只小羊，以符合重阳（羊）之意。有的还在重阳糕上插一小红纸旗，并点蜡烛灯。这大概是用"点灯""吃糕"代替"登高"的意思，用小红纸旗代

传统中医疗法

替茱萸。当今的重阳糕，仍无固定品种，各地在重阳节吃的松软糕类都称之为重阳糕。

饮菊花酒，菊花除供观赏外，还具有食疗价值。因而古人在食其根、茎、叶、花的同时，还用菊花来酿酒。明代医药家李时珍说菊花酒具有"治头风，明耳目，去痿痹，消百病"的疗效。晋代菊花酒制法是："采菊花茎叶，杂秫米酿酒，到次年九月始熟，用之。"明代菊花酒是用"甘菊花煎汁，同曲、米酿酒。或加地黄、当归诸药亦佳"。

6. 腊八节

农历十二月初八，古称腊月初八，民间都当做年节来过，在此日祭祀天地神灵和祖先，并祈求丰收与祥瑞。一到腊八节，家家户户都要煮腊八粥，已成为一种习俗流传至今。

腊八粥香糯可口，严冬食之，能够暖身祛寒，且其性味平和，补而不腻，堪为冬季养生佳品。现今制作的腊八粥，随各地风俗，种类不一，原料主要由多种米、豆、干果和坚果构成。从现代营养学角度来看，豆中含有唯一能与动物蛋白媲美的优质植物蛋白。干果浓缩了诸多鲜果中的营养物质，坚果不仅含有丰富的蛋白质，而且富含维生素 E 和多种微量元素，这些对于提高人体免疫力、延缓衰老不无裨益。按传统养生观点，腊八粥具有健脾益肾、滋补虚损的功效。脾、肾分别为人"后天"与"先天"之本，脾肾充盛，身自强健，"正气存内，邪不可干"。

其中一款腊八粥的制作方法：

[材料] 白糯米、桂圆、糖；配料是莲子、银耳、红枣、百合、山药、豆类（绿豆、红豆等）。

[做法] 糯米 50 克泡 10 分钟，加 6 杯水，大火煮开，改中小火煮 20 分钟，加桂圆、糖再煮 10 分钟，完成粥底的制作。再加入煮好的配料煮沸即可。

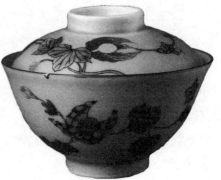

[功效] 腊八粥的功效很多，可改善虚弱体质、补心血，还可止咳润肺、防止便秘、养颜美容。糖尿病、高血脂患者可以吃咸味的腊八粥。

四、养生药膳

（一）当归生姜羊肉汤

[配方] 当归 30 克，生姜 30 克，羊肉 500 克。

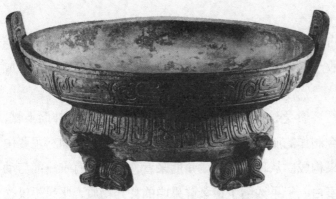

[做法] 当归、生姜清水洗净顺切大片备用，羊肉剔去筋膜，洗净切块，入沸水锅内焯去血水，捞出晾凉备用。沙锅内放入适量清水，将羊肉下入锅内，再下当归和姜片，在武火（大火）上烧沸后，打去浮沫，改用文火（小火）炖 1.5 小时至羊肉熟烂为止。取出当归、姜片，喝汤食肉。

[功效] 温中，补血，散寒。

（二）枸杞田七鸡

[配料] 枸杞子 15 克，三七 10 克，母鸡 1 只，姜 20 克，葱 30 克，绍酒 30 克，胡椒、味精适量。

[做法] 活鸡宰杀后处理干净，枸杞子洗净，三七 4 克研末，6 克润软切片，生姜切大片，葱切段备用。鸡入沸水锅内焯去血水，捞出淋干水分，然后把枸杞子、三七片、姜片、葱段塞入鸡腹内，把鸡放入气锅内，注入少量清汤，下胡椒粉、绍酒。再把三七粉撒在鸡脯上，盖好锅盖，沸水旺火上笼蒸 2 小时左右，出锅时加味精调味即可。

[功效] 补虚益血。其性温和，老年人及久病体虚者，月经、产后血虚者均可食用。

（三）糖醋胡萝卜丝

[配料] 胡萝卜半斤，姜、糖、醋、盐、味精、植物油适量。

[做法] 胡萝卜洗净切丝，生姜切丝备用。炒锅烧热放油（热锅凉油）随即下姜丝，煸炒出香味倒入胡萝卜丝，煸炒 2 分钟后放醋、糖，继续煸炒至八成熟，加入盐至菜熟后放入味精调味，盛盘即可。

[功效] 下气补中，利胸膈，调肠胃，安五脏。现代医学研究发现，胡萝卜中含有"琥珀酸钾盐"，是降低血压的有效成分，高血压患者也可榨汁饮之。

（四）强肾狗肉汤

[配料] 狗肉 500 克，菟丝子 7 克，附片 3 克，葱、姜、盐、味精适量。

[做法] 狗肉洗净切块，置入锅内焯透，捞出待用，姜切片，葱切段备用。锅置火上，狗肉、姜入内煸炒，烹入绍酒炝锅，然后一起倒入沙锅内，同时菟丝子、附片用纱布包好放入沙锅内，加清汤、盐、味精、葱大火煮沸，改用文火炖 2 小时左右，待狗肉熟烂，挑出纱布包，即可食用。

中医食疗

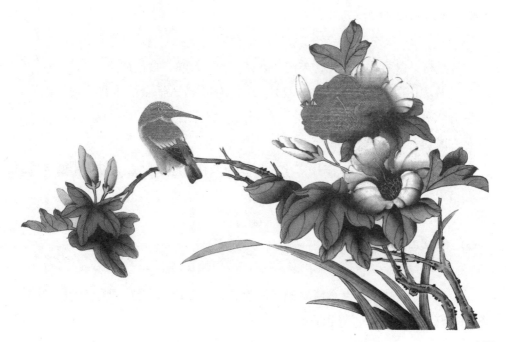

[功效] 暖脾胃，温肾阳。

饮食禁忌：狗肉忌与绿豆、杏仁、菱角同食。

（五）丝瓜西红柿粥

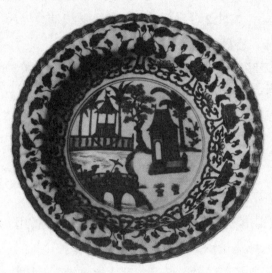

[配料] 丝瓜 500 克，西红柿 3 个，粳米 100 克，葱姜末、盐、味精适量。

[做法] 丝瓜洗净去皮，切小片，西红柿洗净切小块备用。粳米洗净放入锅内，倒入适量清水置火上煮沸，改文火煮至八成熟，放入丝瓜、葱姜末、盐煮至粥熟，放西红柿、味精稍炖即成。

[功效] 清热，化痰止咳，生津除烦。患有痤疮的人可长期食用。

（六）羊肉炖白萝卜

[配料] 白萝卜 500 克，羊肉 250 克，姜、料酒、食盐适量。

[做法] 白萝卜、羊肉洗净切块备用，锅内放入适量清水将羊肉入锅，开锅后五六分钟捞出羊肉，水倒掉，重新换水烧开后放入羊肉、姜、料酒、盐，炖至六成熟，将白萝卜入锅至熟。

[功效] 益气补虚，温中暖下。对腰膝酸软、困倦乏力、肾虚阳痿、脾胃虚寒者更为适宜。

（七）枸杞肉丝

[配料] 枸杞 20 克，瘦猪肉 100 克，青笋 20 克，油、盐、砂糖、味精、绍酒、麻油、干淀粉、酱油适量。

传统中医疗法

[做法] 枸杞子洗净待用。瘦肉、青笋洗净切丝，拌入少量淀粉。炒锅烧热用油滑锅，再加入适量的油，将肉丝、笋丝同时下锅翻炒，烹入绍酒，加入砂糖、酱油、食盐、味精搅匀，放入枸杞子翻炒至熟，淋上麻油即可起锅。

[功效] 滋阴补血，滋肝补肾。

这是药食合用，阴血双补，明目健身的药膳方。对于体虚乏力、贫血、神衰、性功能低下、糖尿病患者均有强身益寿之效。

（八）虫草蒸老鸭

[配料] 冬虫夏草5枚，老雄鸭1只，黄酒、生姜、葱白、食盐适量。

[做法] 老鸭去毛、内脏，冲洗干净，放入水锅中煮开至水中起沫捞出，将鸭顺头颈劈开，放入冬虫夏草，用线扎好，放入大钵中，加黄酒、生姜、葱白、食盐、清水适量，再将大钵放入锅中，隔水蒸约2小时鸭熟即可。

[功效] 补虚益精，滋阴助阳。本方以虫草为主，助肾阳，益精血；以老鸭为辅，滋阴补虚。方中一偏于补阳，一偏于补阴，两者合用，共成补虚益精，滋阴助阳之权威药膳。

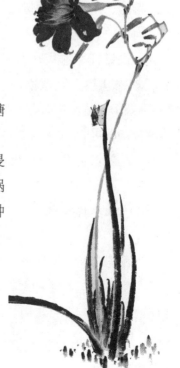

（九）百合莲子汤

[配料] 干百合100克，干莲子75克，冰糖75克。

[做法] 百合浸水一夜后，冲洗干净。莲子浸泡4小时，冲洗干净。将百合、莲子置入清水锅内，武火煮沸后，加入冰糖，改文火续煮40分钟即可食用。

[功效] 安神养心，健脾和胃。

（十）生地黄粥

[配方] 生地黄25克，大米75克，白糖少许。

中医食疗

119

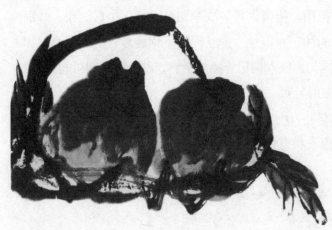

[做法] 生地黄（鲜品）洗净细切，用适量清水在火上煮沸约30分钟后，待出药汁，再复煮一次，两次药液合并后浓缩至100毫升，备用。将大米洗净煮成白粥，趁热加入生地黄汁，搅匀食用时加入适量白糖调味即可。

[功效] 滋阴益胃，凉血生津。本方还可做肺结核、糖尿病患者之膳食。

（十一） 炝拌什锦

[配料] 豆腐1块，嫩豆角50克，西红柿50克，木耳15克，香油、植物油、精盐、味精葱末适量。

[做法] 将豆腐、豆角、西红柿、木耳切成丁。锅内加水烧开，将豆腐、豆角、西红柿、木耳分别焯透（西红柿略烫即可），捞出淋干水分，装盘备用。炒锅烧热，入植物油，把花椒下锅，炝出香味，再将葱末、盐、西红柿、味精一同放入锅内，搅拌均匀，倒在烫过的豆腐、豆角、木耳上，淋上香油搅匀即可。

[功效] 生津止渴，健脾清暑，解毒化湿。

（十二） 五味枸杞饮

[配方] 醋炙五味子5克，枸杞子10克，白糖适量。

[做法] 五味子和剪碎的枸杞子放入瓷杯中，以沸水冲泡，温浸片刻，再加入白糖，搅匀即可饮用。

[功效] 滋肾阴、助肾阳。适用于"夏虚"之症，是养生补益的有效之剂。

（十三）杜仲腰花

[配料] 杜仲 12 克，猪肾 250 克，葱、姜、蒜、花椒、醋、酱油、绍酒、干淀粉、盐、白砂糖、植物油、味精各适量。

[做法] 杜仲清水煎浓汁 50 毫升，加淀粉、绍酒、味精、酱油、盐、白砂糖，兑成芡汁分成三份备用。猪腰片去腰臊筋膜，切成腰花，浸入一份芡汁内，葱、姜、蒜洗净切段、片待用。炒锅大火烧热，倒入植物油烧至八成热，放入花椒，待香味出来，投入腰花、葱、姜、蒜，快速炒散，加入芡汁，继续翻炒几分钟，加入另一份芡汁和醋翻炒均匀，起锅即成。

[功效] 壮筋骨，降血压。药食合用，共奏补肾、健骨、降压之功。无病食之，亦可强健筋骨。

（十四）虾仁韭菜

[配料] 虾仁 30 克，韭菜 250 克，鸡蛋 1 个，食盐、酱油、淀粉、植物油、麻油各适量。

[做法] 虾仁洗净，水发胀，约 20 分钟后捞出淋干水分待用；韭菜摘洗干净，切 3 厘米长段备用；鸡蛋打破盛入碗内，搅拌均匀加入淀粉、麻油调成蛋糊，把虾仁倒入拌匀待用。炒锅烧热倒入植物油，待油热后下虾仁翻炒，蛋糊凝住虾仁后放入韭菜同炒，待韭菜炒熟，放食盐、淋麻油，搅拌均匀起锅即可。

[功效] 补肾阳、固肾气、通乳汁。韭菜含有大量粗纤维，能刺激肠壁，增强蠕动，故这道菜亦可作习惯性便秘患者之膳食。

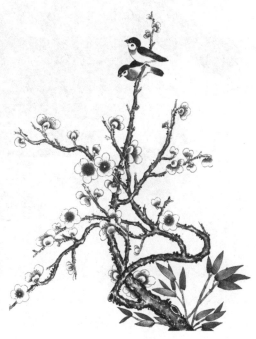

（十五）山楂梨丝

[配料] 梨 500 克，山楂 200 克，白糖适量。

[做法] 将山楂洗净去核，把梨削皮、去核，切成长的细丝放在盘子中心。锅中放糖，加少量水熬至糖起黏丝时放入山楂，炒至糖汁透入出锅，再把山楂一个个围在梨丝四周即成。

[功效] 山楂含有丰富的维生素 C、胡萝卜素、钙能营养物质，有散淤、消积、解毒、活血的作用。梨含胡萝卜素以及维生素 B1、B2、C 等多种维生素及糖类物质，具有清润、生津、止咳的作用。此食谱既可自己享用，又是招待客人的精致甜品，常食能使面色红润秀丽。

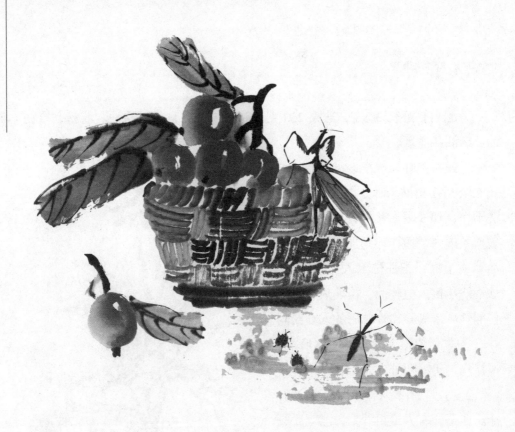

五、食疗故事

（一）慈禧与八珍糕的故事

　　清光绪六年九月的一天，慈禧太后因食油腻肥甘病倒宫中。她不思饮食、消化不良、脘腹胀满、恶心呕吐、大便稀溏、闷闷不乐。太医李德生心急如焚，率众太医去为"老佛爷"会诊，众太医一致认为其病是脾胃虚弱所致。经过一番研究认为应该给"老佛爷"补脾益胃，开了八味既是食物又是药物的处方：茯苓、芡实、莲子、薏苡仁、山药、扁豆、麦芽、藕粉各二两，共研细粉，加白糖七两，用水调和后做成糕点，并取名"健脾糕"。吃了此糕几天后，"老佛爷"的病状竟完全消失了，食量大增，周身亦有力了。"老佛爷"一高兴便将"健脾糕"改称"八珍糕"。从此，"八珍糕"竟成了慈禧最喜食的食品。不管有病无病，总要让御膳房为她做"八珍糕"食用。

　　这"八珍糕"为何会有如此神奇的功效呢？主要是其中那八种药食兼用的中药的功劳。方中茯苓能健脾补中、宁心安神、利水渗湿，是四君子汤的主要成分之一。芡实能补脾止泻、养心益肾、补中益气、滋补强壮、和胃理气、开

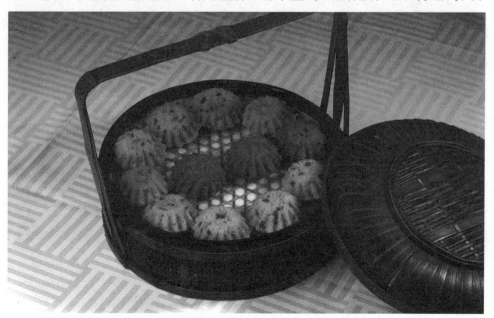

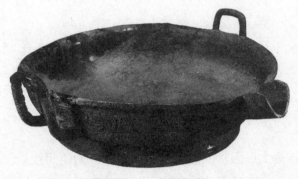

胃进食。薏苡仁能健脾开胃、补中去湿。山药能健脾胃、益肺肾、补虚劳、祛风湿。扁豆能理中益气、补肾健胃。莲子能健脾补心、益气强志、强筋骨、补虚损、益肠胃。麦芽能消食和中、去积除胀。藕粉能养胃滋阴、祛淤生新、消食健脾、凉血除烦、止呕渴、止泻痢。

（二）王怀隐对枸杞情有独钟

王怀隐是北宋著名的医学家，专为赵氏皇族看病治病。著有《太平圣惠方》传于后世。他反复研读《神农本草经》，对书中所载枸杞能"坚筋骨、耐老、除风去虚劳、补精气"深信不疑，研究出枸杞食疗方。有趣的是，他在《太平圣惠方》一书中，写下一则有关枸杞的故事，耐人寻味。故事是这样的：有一使臣去西河办事，正在赶路，遇上一桩怪事，只见一年轻妇女正在责打一位八九十岁的老人。使臣深感不平，愤然问那女子："这老者是你何人？"女子答曰："是我孙子。"使臣略惊，又问："为何责打于他？"女子说："我家有良药，他不肯服用，老得如此，故而责打。"使臣再问："你家的药有几种，能否告诉于我？"女子道："药有一种，春名天精、夏名长生草、秋名枸杞子、冬名地骨。按四时采服之，可与天地同寿。"据记载，王怀隐除广为传播枸杞作用外，还广植枸杞于山野，任由百姓采摘，济世救民。

枸杞子有滋补肝肾，明目，益面色，长肌肉，坚筋骨之功效。久服有延年益寿、延缓衰老之效果。治肝肾阴亏、腰膝酸软、头晕、目眩、目昏多泪、虚劳咳嗽、消渴、遗精等。现代研究证明枸杞子有免疫调节、降血糖、降血脂、延缓衰老、抗疲劳等作用。

（三）苏东坡钟情芡实

苏东坡是宋代大文豪，又是美食家兼食疗专家，官至尚书右丞，直到晚年

传统中医疗法

仍身体康健、才思敏捷。他对食疗养生颇有研究，著有《东坡养生集》传世。他钟情芡实，称之为食疗佳品。芡实，为睡莲科一年生水生草本植物芡的成熟种仁，味甘性平，归脾肾经，具有滋补强壮、补中益气、开胃止渴、固肾益精等作用。《神农本草经》载，芡实"补中，益精气，强志，令耳目聪明"。苏东坡极喜欢吃芡实粥（又称鸡头粥），常下厨自煮之，经常服食，并称芡实粥"粥既快养，粥后一觉，妙不可言也"。另外，苏东坡吃芡实别出心裁，尚有一法，即取熟的芡实一粒，剥去外壳，放入口中，缓缓含嚼，直至津液满口，再鼓漱几遍，徐徐下咽，每天用此法吃芡实10—30粒，日复一日，年复一年。

（四）苏辙爱茯苓

苏辙在文坛上素有盛誉，在食疗方面也颇有造诣。苏辙少时多病，夏则脾不胜食，秋则肺不胜寒；延医而治，治肺则病脾，治脾则病肺，服药而不能愈。32岁那年，经名医指点，以食疗病，始食茯苓，一年诸疾皆痊。此后，苏辙对食疗情有独钟，对茯苓的食疗作用赞以诗曰："解急难于俄顷，破奇邪于邂逅。"他还作《服茯苓赋并引》，其中说："松脂流地下为茯苓，茯苓千岁，举则为琥珀。……可以固形养气，延年而却老者。"茯苓为多孔菌科真菌茯苓的菌

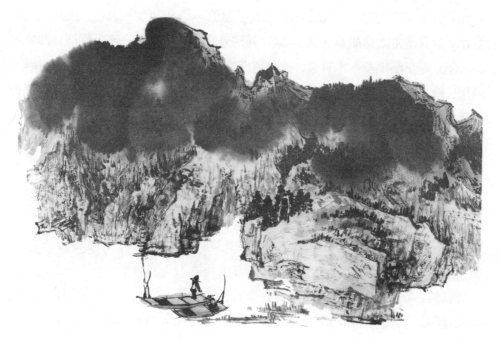

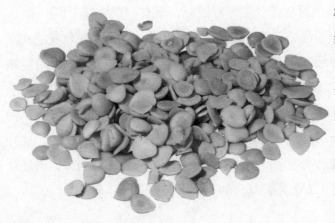

核，性味甘平，心脾肾经。约在 2 世纪成书的《神农本草经》，把茯苓列为上品，指出"久服安魂养神，不饥延年"。以茯苓制成的食疗佳品甚多，到如今更是数不胜数，有茯苓膏、茯苓糕、茯苓饼、茯苓馄饨、茯苓汤、茯苓粉、茯苓面条、茯苓包子、茯苓蒸鱼、茯苓蒸鸡、茯苓酒等。

（五）胡萝卜烩木耳的故事

明代著名医家李时珍长期在民间云游，遍访名家。有一天，李时珍去深山采药，巧遇一位鹤发童颜的采药老人，便与其攀谈，感到很是投缘，大有相见恨晚之意。原来这位老人是隐居深山的隐士，年纪已超过 120 岁，眼不花、耳不聋、腰不弯、腿不软，身体非常健康，走路步履轻盈，飘然若仙。当李时珍问他有何延年之道时，老隐士指着竹背篓里的木耳和胡萝卜说："山野之人能吃什么？我是常吃这胡萝卜烩木耳。"拜别老隐士，李时珍一路上琢磨，回到家后，便立即烹制胡萝卜木耳菜，此菜色泽艳丽，鲜香诱人。此后，他反复试验、应用，证实了常食胡萝卜烩木耳特别有益于人的肝脏、心脏的健康。此法简便易行，常食可延年益寿。

（六）乾隆大帝补肾有方

乾隆当了 60 年的皇帝，活到 89 岁，在中国历史上不能不算是一个奇迹，这与他注重养生是分不开的，而饮用各种长寿药酒则是他养生的主要方法之一。据《乾隆医案》记载，乾隆帝最爱喝的养生药酒为龟龄酒和松龄太平春酒，前者可祛病、壮阳补肾、养气、健身，而后者则是活血行气健脾安神的良药。虽说两者药用似不同，但巧的是这两种药酒所含的几十种中药成分中，都出现了熟地和当归。那么，熟地和当归的搭配是否有什么讲究呢？熟地，性甘、微温，可养阴补肾、填精，主治血虚所致面色萎黄、头昏心悸；肾精不足之腰膝酸软、头晕目眩、须发早白；肝阴不足之双目干涩、视物昏花。而当归药用其根，功在补血、和血，主治月经不调、血虚眩晕、疮疡肿等症。当归分归头、归身和归尾三部分。各部分所含化学成分不同，故药理作用也不一样，归头能止血、归身能养血、归尾能行血。既可分部位使用，也可全用。

之所以在乾隆爱喝的两种药酒中，都含有熟地和当归这两种药材，是因为中医认为阴血同源，养血、滋阴要同步进行，将当归与熟地搭配，有两大好处，一是通过补血达到养阴的目的，滋阴又是补血的有效方法之一。二是当归本身具有非常好的活血功能，补而不滞，熟地和当归结合在一块用远胜于一药单用。虽说当归因其补血功效也被称作女人要药，但活血补血对男人同样重要。尤其是老年人随着年龄增长肾阴、肾精匮乏，气血、精液暗耗，应适时补充。

这里向大家推荐一款药膳"熟地当归羊肉汤"，需要准备的原料有：羊肉700 克，熟地黄 30 克，当归 15 克，黄芪 30 克，大枣数枚，生姜 3 片。在原料都准备好后，将洗净的羊肉切成小块，用开水焯一下，除去血沫。具体做法是：将准备好的羊肉块放入盛有适量清水的锅内，然后放入生姜、熟地黄、当归、黄芪，用文火煲 3 个小时，这是为了让中药的有效成分能够充分溶解在汤中，3 个小时后放入大枣，再加入适量的糖、盐、味精等，再用文火煮 15 分钟即可。秋冬季节吃熟地当归羊肉汤不仅可以润燥，更可以升发阳气。

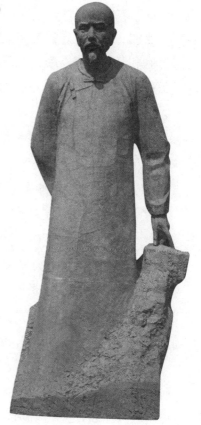

中医食疗

（七）曹雪芹的怀山药情结

中国古典名著《红楼梦》的作者曹雪芹博古通今、多才多艺，在许多方面都有很深的造诣，《红楼梦》中两次出现"怀山药"及有关

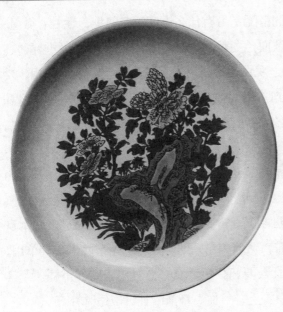

"山药糕"的章节，其对于"怀山药"的偏爱之情跃然纸上。说明作者对"怀山药"情有独钟，也说明了作者对用"怀山药"治好秦可卿的病信心十足，堪称一位精通中医药学的小说大师。在《红楼梦》中曹雪芹还记述了"怀山药"是药食兼用的一味食疗佳品。

据明代《宋氏养生部》记载，枣泥馅的山药糕，其配料大抵为大枣、山药、糯米、白糖、蜜水等。《红楼梦》中老太太赏的山药糕，含健脾养胃、益气生津、养血安神、缓和药性的大枣和健脾、补肺、固肾、益精的山药，二者配伍共奏健脾、和胃、益气、生津、养血、固肾之功，加之药性平和，营养丰富，容易消化，与益气养荣补脾和肝汤相得益彰，很适合病中的秦可卿食用，所以秦氏吃了之后，就感觉很舒服。

（八）蹄筋的故事

朱德元帅，除了爱吃新鲜蔬菜，一般人弃之不食的蹄筋也是他爱吃的。

在长征过草地时，红军的粮食快吃光了，朱德总司令也和战士们一样，吃野菜、嚼草根。有一天下午，到达宿营地之后，朱德仍顾不得休息，去检查战士的吃住情况，路上发现了一些牛蹄、马蹄，他便蹲下身子，对这些蹄子仔细查看，然后对身边的警卫员说："看样子是不久前通过的先头部队扔掉的。好东西，带回去，把里面的蹄筋抽出来，加工一下，就是一顿美餐，足可以给战士们改善一次生活了。"接着，他又手把手地教警卫员怎样加工。

这意外的发现和加工技术，让警卫员感到十分惊喜。他们收拾起那些牛蹄、马蹄，找到炊事员，按照刚才学会的方法进行加工。先把蹄子放到火上烤，再放到水里煮，然后把蹄子剖开，再把里面的蹄筋抽出来。蹄筋加工好了，按照

传统中医疗法

警卫员的意见，炊事员拿出一部分放到大家吃的汤锅里调味，留下一点给朱总司令熬上一碗野菜蹄筋汤。

开饭时，炊事员刚把这碗"高汤"端上餐桌，朱德就闻到了蹄筋诱人的香味，乐呵呵地说："好香啊！"说着，拿起筷子就准备吃，可他看到这碗里有那么多蹄筋时，关切地向炊事员询问："大伙儿都吃了没有？"

炊事员见朱德将拿起的筷子又放下，一脸疑惑之色，便猜到了他的心事，连忙解释说："大家都尝过了，这是您的那份，您快趁热吃了吧！"警卫员也在一旁催促："总司令，您就快趁热吃吧。""小鬼，蹄筋本来不多，给我一人这么多，我怎么能吃得下嘛！来，把这碗蹄筋给运输员老马送去。运输员比我们更辛苦，更劳累，应该多照顾他们。"没等警卫员反应过来，蹄筋已经放到他手上了。"那您……"警卫员还想说什么。"我？你们回来时，到大锅里给我打一碗菜汤，我不就品尝到蹄筋了吗？"

蹄筋，非皮非肉，含有丰富的胶质蛋白，经油或水发制后，可烹制成高档菜肴。蹄筋可单用，也可与其他原料配用。经发制后的蹄筋，柔而不腻，上口润滑、滋味鲜美，可制作多款名菜。民间常以蹄筋作为补品。中医处方：蹄筋与核桃仁、冰糖同炖，有健腰膝、长足力的功效。美容师认为，蹄筋还具有美容养肤的妙用。

（九）何首乌的传说两则

中药里有一种名为何首乌的药材，自古闻名，文献记载也不少，因它的块根入药，可以治白发（即有乌发的作用）又补

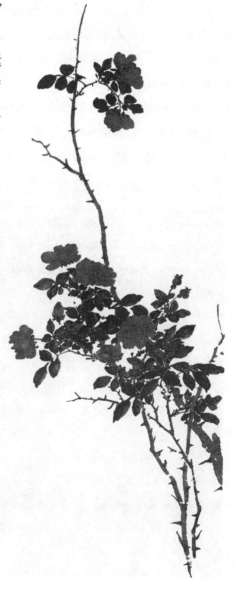

肝肾，故受到广泛关注。

　　四川的长寿县原名乐温县。传说唐代戴宰相是皇帝的太师。一次他到乐温县城走走，看见一个年约百岁的老人手持瓶子去店里买油，这时天忽下大雨，戴宰相和那老人一同进店躲雨，交谈后知老人家里还有位更老的人，要过 150 岁生日，戴宰相出于好奇，决定次日去老人家里看热闹。第二日去拜访时，但见那 150 岁的老人端坐堂上，全家七代 87 个孩子欢聚在他身旁，而来祝寿的外人也都是八九十岁的老人。大家见戴宰相文质彬彬，就请他题诗。戴宰相高兴地写了首五言诗，曰："花甲两轮半，眼观七代孙。偶遇风雨阻，文星拜寿星。"戴宰相问老人怎么能这么长寿？主人便答道："我们主要是勤劳动，粗茶淡饭、烟酒不沾，但常食何首乌，所以年岁高身体健。"戴宰相闻之高兴，就决定将"乐温县"改名为"长寿县"。

　　传说唐代时，在山东泰安城南有个何家村，那里有一老人名叫何松，以采药为生。一天，他领子孙们上泰山采药时，发现一种藤子，他认为可入药，就叫子孙们挖掘，挖出了块状根，何老就自己吃了一部分试试药味。这时忽下大雨，何老等人进一山洞避雨，洞内漆黑一片，等雨停了，子孙们出了山洞，却

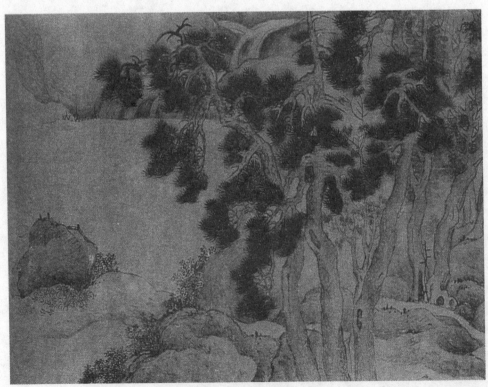

不见何老，大家呼唤老人。一会儿，何老出来了，说："我在这里啊！"子孙们一看不是何老，而是一个乌发的年轻人，正纳闷之时，"年轻人"说："我就是你们的爹啊！"大家仔细一看，还真是老爹。可他头上的白发怎么一下子变黑了呢？老爹说是吃了刚才挖出的这块根造成的，它是治白发的好药啊！后来何老活到130多岁，头发仍是黑乌乌的，人们就将这种植物叫"何首乌"。

现代医药学家通过研究证实，何首乌的块根含卵磷脂及蒽醌衍生物，以大黄酚、大黄素为多，另含有淀粉和脂肪。卵磷脂为构成神经组织，特别是脑脊髓的主要成分，也是血球及其他细胞膜的重要原料，并能促进血细胞的新生及发育。有阻止胆固醇在肝脏内沉积、减轻动脉硬化的作用。可治神经衰弱、贫血、须发早白、头晕、失眠、盗汗、血胆固醇过高、腰膝酸痛等症。

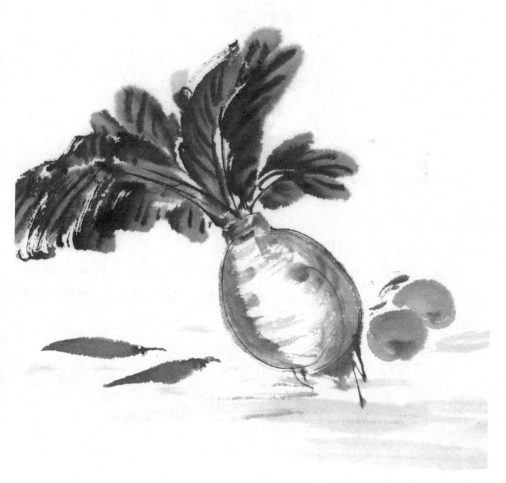

六、药食同源名单

2002 年 2 月 28 日卫生部公布的《关于进一步规范保健食品原料管理的通知》中，对药食同源物品、可用于保健食品的物品和保健食品禁用物品做出具体规定。三种物品名单如下：

1. 既是食品又是药品的物品名单（按笔画顺序排列）：

丁香、八角茴香、刀豆、小茴香、小蓟、山药、山楂、马齿苋、乌梢蛇、乌梅、木瓜、火麻仁、代代花、玉竹、甘草、白芷、白果、白扁豆、白扁豆花、龙眼肉（桂圆）、决明子、百合、肉豆蔻、肉桂、余甘子、佛手、杏仁（甜、苦）、沙棘、牡蛎、芡实、花椒、赤小豆、阿胶、鸡内金、麦芽、昆布、枣（大枣、酸枣、黑枣）、罗汉果、郁李仁、金银花、青果、鱼腥草、姜（生姜、干

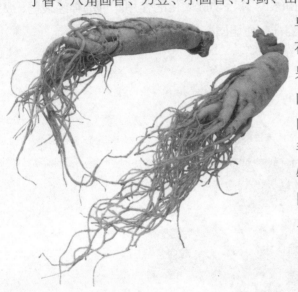

姜）、枳椇子、枸杞子、栀子、砂仁、胖大海、茯苓、香橼、香薷、桃仁、桑叶、桑椹、桔红、桔梗、益智仁、荷叶、莱菔子、莲子、高良姜、淡竹叶、淡豆豉、菊花、菊苣、黄芥子、黄精、紫苏、紫苏籽、葛根、黑芝麻、黑胡椒、槐米、槐花、蒲公英、蜂蜜、榧子、酸枣仁、鲜白茅根、鲜芦根、蝮蛇、橘皮、薄荷、薏苡仁、薤白、覆盆子、藿香。

2. 可用于保健食品的物品名单（按笔画顺序排列）：

人参、人参叶、人参果、三七、土茯苓、大蓟、女贞子、山茱萸、川牛膝、川贝母、川芎、马鹿胎、马鹿茸、马鹿骨、丹参、五加皮、五味子、升麻、天门冬、天麻、太子参、巴戟天、木香、木贼、牛蒡子、牛蒡根、车前子、车前草、北沙参、平贝母、玄参、生地黄、生何首乌、白及、白术、白芍、白豆蔻、

石决明、石斛（需提供可使用证明）、地骨皮、当归、竹茹、红花、红景天、西洋参、吴茱萸、怀牛膝、杜仲、杜仲叶、沙苑子、牡丹皮、芦荟、苍术、补骨脂、诃子、赤芍、远志、麦门冬、龟甲、佩兰、侧柏叶、制大黄、制何首乌、刺五加、刺玫果、泽兰、泽泻、玫瑰花、玫瑰茄、知母、罗布麻、苦丁茶、金荞麦、金樱子、青皮、厚朴、厚朴花、姜黄、枳壳、枳实、柏子仁、珍珠、绞股蓝、胡芦巴、茜草、荜茇、韭菜子、首乌藤、香附、骨碎补、党参、桑白皮、桑枝、浙贝母、益母草、积雪草、淫羊藿、菟丝子、野菊花、银杏叶、黄芪、湖北贝母、番泻叶、蛤蚧、越橘、槐实、蒲黄、蒺藜、蜂胶、酸角、墨旱莲、熟大黄、熟地黄、鳖甲。

3. 保健食品禁用物品名单（按笔画顺序排列）：

八角莲、八里麻、千金子、土青木香、山莨菪、川乌、广防己、马桑叶、马钱子、六角莲、天仙子、巴豆、水银、长春花、甘遂、生天南星、生半夏、生白附子、生狼毒、白降丹、石蒜、关木通、农吉痢、夹竹桃、朱砂、米壳（罂粟壳）、红升丹、红豆杉、红茴香、红粉、羊角拗、羊踯躅、丽江山慈姑、京大戟、昆明山海棠、河豚、闹羊花、青娘虫、鱼藤、洋地黄、洋金花、牵牛子、砒石（白砒、红砒、砒霜）、草乌、香加皮（杠柳皮）、骆驼蓬、鬼臼、莽草、铁棒槌、铃兰、雪上一枝蒿、黄花夹竹桃、斑蝥、硫磺、雄黄、雷公藤、颠茄、藜芦、蟾酥。

常见食疗食养品中医学分类如下：

1. 补益气血：饴糖、蜂蜜、大枣、黄豆、莲子、鸽肉、猪肉、红糖、牛奶。

2. 滋阴：乌龟、甲鱼、枸杞、桑椹、鸡子黄、芝麻、黑豆、淡菜、脊髓、墨鱼、荔枝。

3. 温阳：鹿肉、狗肉、羊肉、韭菜、桂圆、牛肉、胡桃仁、栗子、麻雀肉、河虾。

4. 生津养液：梨子、甘蔗、银耳、百合、藕、枇杷、冰糖、杏

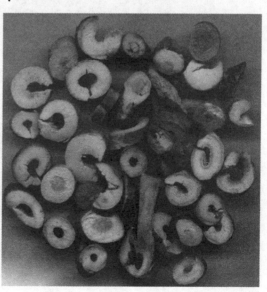

子、桃子、鸭蛋、白糖、荔枝。

5. 渗湿利尿：冬瓜、薏苡仁、赤小豆、萝卜、白菜、芹菜、冬苋菜。

6. 清热利湿：绿豆、苦瓜、萝卜、马齿苋、绿茶。

7. 发汗散寒：辣椒、生姜、葱、胡椒、花椒、香菜。

8. 净化血液防辐射：海带、蘑菇、茄子、木耳、紫菜。

9. 弱酸性食物：火腿、牛油、巧克力糖、葱、面包、蚕豆、花生、酱油、虾、蟹、泥鳅、鱿鱼、啤酒、芦笋、蒜、牡蛎等。

10. 强酸性食物：牛肉、猪肉、鸡肉、马肉、蛋黄、鳝鱼、奶油、乳酪、白酒、大米、荞麦、面条、白砂糖等。

11. 弱碱性食物：大豆、豌豆、豆腐、蛋白、牛奶、红薯、黄瓜、卷心菜、洋葱、茄子、香菇、咸菜、海带、紫菜等。

12. 强碱性食物：西红柿、芹菜、菠菜、胡萝卜、竹笋、土豆、橘子、柠檬、西瓜、香蕉、栗子、柿子、葡萄、咖啡等。

13. 纤维素、维生素和矿物质含量较丰富的常见食物：苹果、鳄梨、香蕉、花椰菜、鸡、鱼、柑橘、马铃薯、脱脂奶、粗面包。

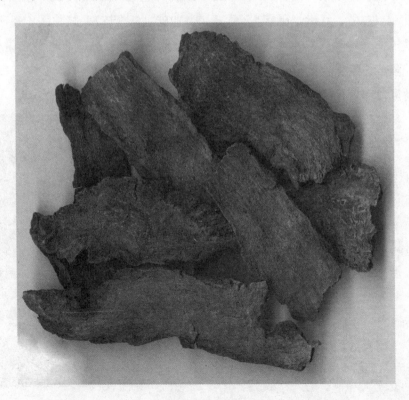

七、食疗谚语、食疗歌

（一）食疗谚语

烤蒜沾糖治痢疾，葱白姜汤治感冒。

乌鸡能治妇科病，枸杞壮阳不显老。

柠檬、橄榄防心梗，大蒜抗癌疗效高。

常吃南瓜防尿糖，常吃芦荟疮痘消。

常吃蘑菇能免疫，常吃苹果降"三高"。

常吃核桃治尿频，常吃茄子寿斑少。

常吃兔肉不上火，常吃鸡肉不长膘。

常吃芹菜降血压，常吃大葱肾脏好。

黑色芝麻养黑发，牛奶健身好饮料。

黑色木耳降血脂，大蒜韭菜肥胖消。

常吃苦瓜能养目，杏仁枇杷治咳嗽。

常吃香蕉能通便，核桃鸡蛋能健脑。

猪血清毒血液净，草莓桂圆睡眠好。

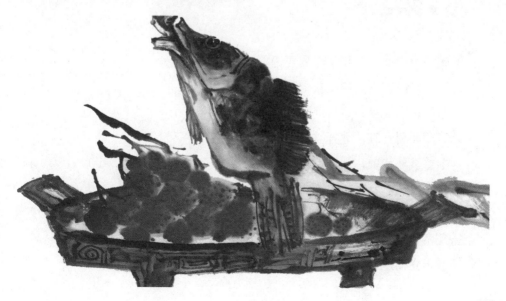

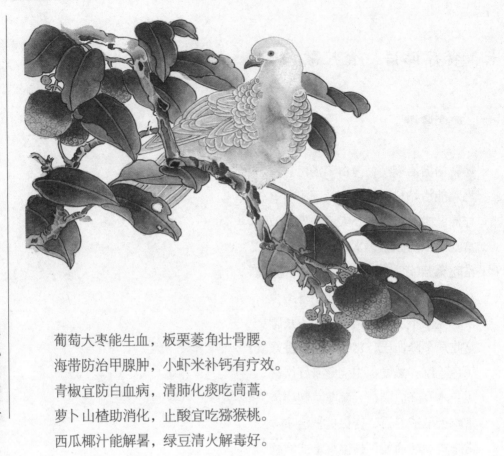

葡萄大枣能生血，板栗菱角壮骨腰。

海带防治甲腺肿，小虾米补钙有疗效。

青椒宜防白血病，清肺化痰吃茼蒿。

萝卜山楂助消化，止酸宜吃猕猴桃。

西瓜椰汁能解暑，绿豆清火解毒好。

（二）蔬菜食疗歌

要想健康身体好，蔬菜疗歌要记牢。

茄子祛风通经络，黄瓜减肥美容貌。

十月萝卜小人参，冬瓜消肿利水尿。

莴笋通乳利五脏，健脾益肾数山药。

补中益气马铃薯，开胃抗寒红辣椒。

止咳化痰胡萝卜，白菜宽胸疏肠道。

大蒜能治胃肠炎，芹菜能降血压高。

番茄富含维生素，韭菜补肾暖膝腰。

亭亭玉立荷莲藕，止血安神解酒妙。

养血平肝黄花菜，洋葱杀菌是良药。
海带含碘治甲亢，常吃菜花癌症少。
芋头散结治淤肿，荸荠利咽热火消。
胡椒驱寒又燥湿，葱姜辣汤治感冒。
心血管病食木耳，银耳强身又补脑。
香菇益寿抗癌症，蘑菇抑制癌细胞。
蔬菜疗疾常食用，强身健体寿命高。

（三）水果食疗歌

红枣补脾又生津，调和诸药润肺心。
柿饼清热又健脾，止渴补血舒脉理。
苹果止泻又开胃，助消化来补身体。
柑橘理气润燥湿，止咳化痰清口味。
桃子活血并补气，润燥还能健身体。
李子止渴带生津，多食反而会伤身。
菠萝止渴又解乏，疏通肠胃益处多。
草莓健胃并补脾，气血和顺益身体。

中医食疗

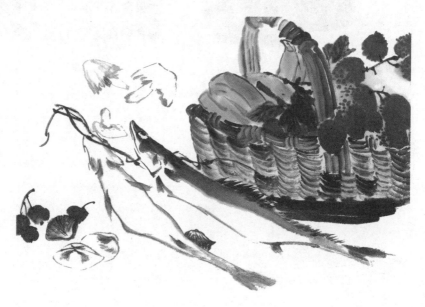

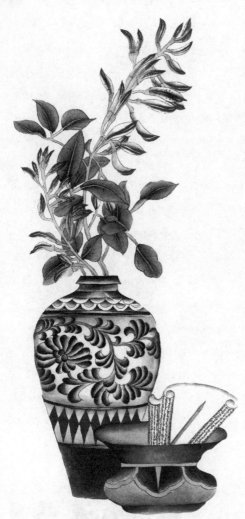

枇杷味美治哮喘，孕妇食之能助产。

罗汉果小功效大，润喉止咳把痰化。

补中益气是桂圆，干鲜龙眼营养全。

阴虚内寒可食杏，补充胃酸食欲畅。

梅子解渴又安神，乌梅可杀痢疾菌。

猕猴桃能防癌症，常食也能治胃病。

安胎利尿吃葡萄，还助消化效果好。

梨子润喉又化痰，梨汁止咳润心肺。

香蕉通便清内火，润肠能使血脉和。

滋润咽喉有橄榄，既解毒来又化痰。

润肺乌发核桃仁，滑肠补肾强腰身。

保肝健肾有桑椹，养血明目又生津。

益肺平喘食白果，银杏缩便白带无。

消食降脂是山楂，抗癌健胃散淤滞。

椰子果汁能止渴，即可防渴又清火。

山区佳果数板栗，提神健胃营养高。

藕节止血能散淤，能治咳血止血痢。

西瓜原是好果品，利尿消暑疗百病。

水果各味能治疾，合理食之收效益。

偏食多食反有害，适量对症才开胃。

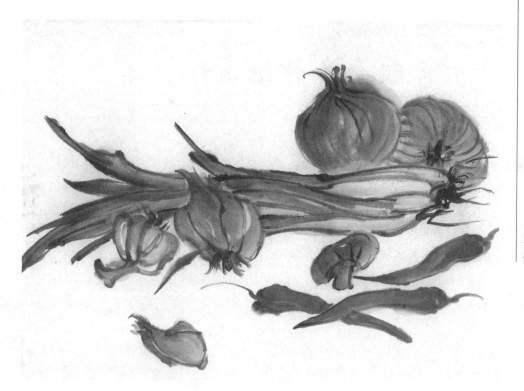

中医服食与神秘的炼丹术

在古老的华夏文明中，从帝王将相到庶民百姓，无人痴迷于长寿的奥秘。流传千百年的服食丹药可长生不死甚至"得道成仙"的美丽传说，表达了人们对死亡和灾难的恐惧，更表达了人们想要得到更优质生活的美好愿望。

一、从秦始皇求"不死药"说起

两千二百多年前，秦王嬴政灭掉了六国，一统天下，自命为"始皇帝"。秦始皇完成了建造长城的伟业后，虽然坐拥天下，臣民山呼"万岁"的声音不绝于耳，但他知人的寿命有限，自己总有一天会面对死亡，但他无论如何也不愿意相信死亡会降临到自己头上，便开始憧憬长生不老的神话。

就在这时，齐国有个叫徐福的方士看透了秦始皇的心思。徐福是一个头脑聪明、胆大心细的骗子，因为当过"方士"，所以大概略通炼丹之术。公元前219 年，徐福来到秦王的面前，声称《山海经》上面记载的蓬莱、方丈、瀛洲三座仙岛就在东方海中，而他愿意为秦王去那里取来不死之药。

秦始皇欣然应允。第一次东渡，徐福并没有带回长生之药，他告诉始皇，东方的确有神药，但是神仙要求他贡奉三千童男童女和各种人间礼物，同时，海上航行又有鲸鱼拦路，他要强弓劲弩射退大鱼。秦始皇全盘答应了他的条件，并助他再次东渡。结果，徐福一去不复返，在东方平原广泽之地自立为王，再也不回来复命了。

就在徐福出海访仙的同时，秦始皇也开始了南巡。他一边视察，一边寻仙。他先到衡山，又顺江逆流而上到达洞庭湖，在湖中遇到大风。那浊浪排空、阴风怒号的场面令秦始皇惊恐万分，于是不再南行，而取道荆州北返了。第二年，秦始皇又东巡到山东，希望能见到仙人，但未能如愿。

秦始皇的长生梦并没有结束，想要长生的欲望反而急剧膨胀，他认为这个世上没有什么是他办不到的。于是，他又转而求术士来炼丹以达到目的。炼丹的人是找到了，可是他接连发现所有的人都是骗子，并不能给他长生不老的希望，秦始皇一怒之下将他们

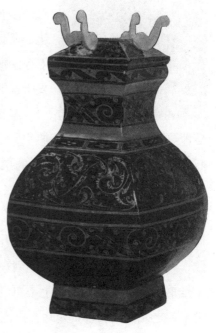

都杀掉了。

被派往各地寻仙的方士卢生、韩终等人对皇帝说："我们求仙人仙药往往不顺，这是因为有恶鬼在捣乱。恶鬼为什么能得逞呢？这是因为主上平时接见臣下太多，沾上了俗人之气。皇上最好深居简出，这样就不怕恶鬼来捣乱了。"秦始皇听了，就下令将咸阳之旁的宫殿甬道全部连接起来。命令一下，咸阳宫殿间的道路全改成封闭式，绵延二百余里。秦始皇在这隔绝外界的宫殿群中走马驰车，外臣就很难知道他的去向了。卢生要皇帝办的事，皇帝办到了。可皇帝要卢生求的仙药，卢生却拿不出来。卢生和几个方士只得悄悄溜走。临行前，留下一番话，大意是说秦始皇每天读奏章不足 120 斤就不休息，是迷恋权力过甚的表现，不配得到仙药。

秦始皇一怒之下把未走的方士抓起来，要他们相互揭发各人的"不臣之言"。方士们互相检举中又把事情牵扯到儒士身上。秦始皇又把身边的儒士抓了起来，要他们也相互揭发。结果，方士和儒士聚在一起，所论又都成了犯上的诽谤性言论。始皇帝大怒，下令活埋咸阳的儒士和方士，共 460 余人。这就是后人所说的"坑儒"。

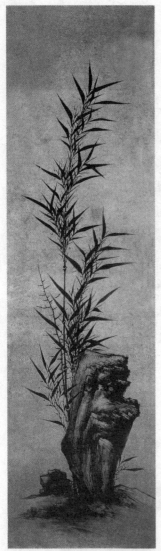

传统中医疗法

至此，秦王朝的万世皇帝梦破灭了，但他大张旗鼓地寻找长生不老药的事迹一直长久流传，外派人员和先进技术由于管理不严而大量流失，也为某些时期内的东亚地区动荡，埋下了历史性的隐患。

据记载，秦始皇遍寻不着的长生不老药，俗名叫"太岁"。

《太平广记》记载了这样一个故事：兰陵有一位姓萧的逸人，平时喜好神仙方术，一天因为要建造房屋而开挖地基，从地下掘出一个怪东西，看上去好像一只人手，肥腴而滋润，泛着微微的红色。萧氏看到它就犯了嘀咕："这是不是祸胎呀，人说太岁头上不可动土，若有违犯，就会在地下挖出肉条来，这是不祥之兆，今天果真如此，我该怎么办呢？听说将肉吃掉，可以免灾。"于是他便将怪物煮来吃，发现味道十分甘美，吃完后他顿觉耳聪目明，体力倍增，后来容貌也发生了变化，变得越来越年轻，秃发的地方也长出了头发，掉了牙齿的地方，又重新长出了新牙。后来一位道士告诉他，被他吃掉的原来是"地下肉芝"，也就是稀有的"太岁菌"。

这种"太岁菌"学名叫"肉灵芝"。"肉灵芝"现在叫"粘菌聚合体"，呈肉状、分层、表面呈乳白色，中层或下层为深色、肉质、表面胶质。在太阳曝晒下不会发臭腐烂，在结冰的水缸中也不会被冻死，生命力极强。

明代名医李时珍在《本草纲目》中把它称作"肉芄"，李时珍证明"芄"类对一些疑难病症有特殊疗效，其共同特点是："久食，轻身不老，延年神仙。"在海洋生物研究方面有着很深造诣的日本天皇明仁看到肉灵芝后，称它为"稀有宝物"。

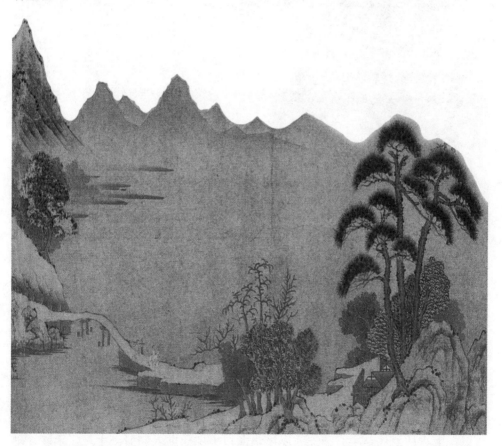

二、服食的起源

服食仙药的活动起源很早，战国时期的一些文献中就有关于所谓神仙及其方术的记载，已涉及了服食活动。秦汉时期，产生了以安期生为代表的服食仙药派，到魏晋南北朝时期，服食仙药已蔚然成风。

那时人们认为：海中有蓬莱、方丈、瀛洲三座神山，上有仙人和"不死之药"，如果能有人求得此药服之，就可长生不死。于是齐威王、宣王、燕昭王派方士入海寻求，都没有找到。其后，秦始皇派人率童男女入海求之，也没能到达。

当然，仙药不是什么人都能寻得到的，于是，人们开始尝试用一些植物与动物制药，以期达到同等目的。在葛洪《抱朴子内篇·仙药》一篇里便列有上百种服食药材，比如茯苓、麦门冬、枸杞、天门冬、黄精、胡麻、桂、甘菊、松脂等，并宣称这些都是益寿延年的好东西。

尽管希求长生的愿望有了暂时的依托，可是，人们为了长生不死的远大理想，仍在生活中不断充分地发挥着想象力和创造力。

古人相信，灵秀之地必然产生精微物质，精微物质也必定会有延年成仙的功效。而那些崇山峻岭、人迹罕至之处的金石矿物质一定是吸收了天地之灵气，经过几千、甚至几万年的演变才以珍贵面目出现在世人面前。于是，朱砂、雄黄、云母、硫磺、芒硝等矿物药也进入了人们的视线，在追求长生不死的道路

传统中医疗法

上就又出现了一条重要途径。

最终他们看中了金玉不会败朽与铅汞富于变化的性质，于是炼制金丹——这并不难，几乎是人人都可以做得到的，于是服食家服食金丹的风气渐渐盛行，但同时服用植物、矿物之属以求长生的活动并未停止。从此以后，"不死之药"就包括了珍贵的草木药、矿物药以及金石炼成的丹药。

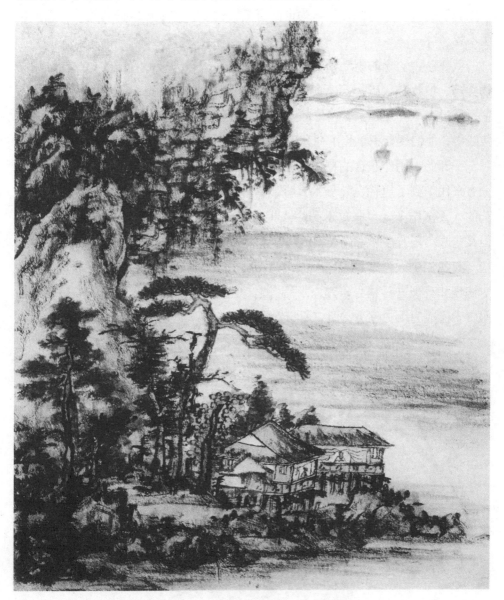

三、服食的奥秘

我国古代医书上早就载有"上药令人身安命延，升为天神；中药养性，下药除病"的言论。人们普遍认为世间有某些物质，吃了可以祛病延年，甚至长生不死。

就在这种信念的驱动下，人们在物质世界里极力搜寻合适的药物，选用动物类药、植物药、矿物药、食物等，经过一定的加工、搭配，炮制成丹药或方剂，通过内服，来达到轻身顺气、延年益寿甚至长生不死的目的。在这一系列实践中，他们逐渐积累起了一套采集、制作和服食长生药物的方法。

一开始，用作服食的草木药应用比较普遍，人们一般会单服草木药或配成药方来用。到了唐代，外丹术大盛，草木药大多加入丹药烧炼，因此，服用丹药的人逐渐增多，单服草木药的人相对减少。唐以后，外丹术渐渐衰败下来，但某些服食药方被医家们吸收提炼，大大丰富了古代的医药学。

在我们今天看来，古代所盛行的可以长生不死的仙方妙药，无非是方士们对病理和药理进行精心研究，既而将之神化的结果。虽然作为冀图长生不死的服食术已成为历史陈迹，但它所积累的服食经验，仍具有可供参考的研究价值。

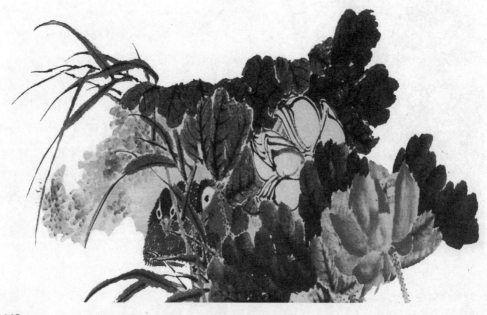

（一）用于服食的草木药

古人用来服食的草木药，多是用来健身补脑、益寿延年的药物。

此类药物，在今天则是用于补气益血、滋阴补阳、健脾利水的草本药。据《抱朴子·仙药》篇记述，用作服食的草木药有五芝（其中之一为灵芝草）、茯苓、地黄、麦门冬、木巨胜、重楼、黄连、石韦、楮实、枸杞、天门冬、黄精、甘菊、松柏脂、松实、术、菖蒲、桂、胡麻、槐子、远志、泽泻、五味子等。其他书中还有人参、甘草、大枣、杏仁、桃仁、苁蓉、干姜、覆盆子等。在古人眼中，这些药物常常具有神奇的效果。

《抱朴子》中记述了一个叫韩终的人，坚持服菖蒲十三年，以致身生毛发，一天内读书万言皆可过目成诵，寒冬腊月袒胸露背也不觉得冷。又如赵他子服食桂子二十年，脚下长出了羽毛，可日行五百里，力大无比，可毫不费力地把一千多斤的东西举过头顶。移门子服食五味子十六年，脸色像女子般红润，进入水中不湿衣服，进入火中不会被烫伤。楚文子服食地黄八年，夜里看东西仿佛有灯光照耀一样清楚，还可以徒手接住用车弩发射出来的箭。林子明服食术十一年，耳朵长了五寸，身体轻得可以御风而走，两丈多宽的深渊峡谷纵身就可跃过。

虽然传说将一些草木药的作用夸大了，但这足可以说明拥有强健的体魄和智慧的头脑是所有人的愿望。

灵芝

我国东汉时期《神农本草经》一书把灵芝列为上药，即有效无毒的药物。书中指出，灵芝可"益心气、益肾气""补肝气""益肺气""久食轻身、不老、延年"。这说明古代医药学家早已认识了灵芝的药用价值。灵芝是一种很名贵的药用及食用菌，俗称"灵芝草"，古代称为长生不老的"仙草"。

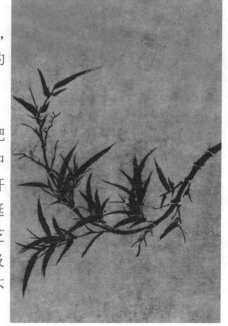

战国至汉初这一时期，由于盛行神仙之学，加上灵芝有保健作用，对一些疾病有疗效，又十分难得，这样灵芝就被蒙上了一层迷信和神秘的色彩。一些方士为炼制"长生不老药"，常到荆棘丛生、人迹罕至之处寻找灵芝仙草。

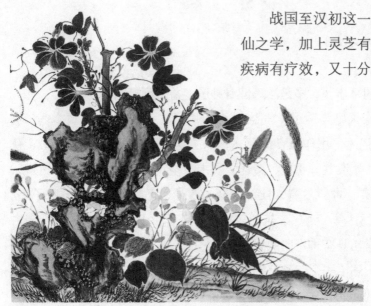

流传至今的脍炙人口的《白蛇传》中，就讲述了白素贞上仙山盗来灵芝仙草救活许仙的故事。从这个传说中反映出古人对灵芝的信奉，认为灵芝是世间不可多得的还魂仙草；同时也可看出古人早就知道灵芝能救危急病人、起死回生、可抢救惊厥昏迷过度的人，这都与灵芝有明显的强心作用有关。

灵芝的药效作用是多方面的，历代本草学家都有所著述，例如《名医别录》《新修本草》《日华本草》《开元本草》《滇南本草》等典籍中均有诸如益心气、益精气、安精魂、坚筋骨、利关节、治耳聋之类的药效描述，认为灵芝是一种滋补强身、扶正固本、延年益寿的药物。

据现代医学研究表明和有关资料记载，灵芝除了对人类三大死因的癌症、脑溢血、心脏病确有显著疗效外，还可治疗肝炎、肝硬化、肾炎、肾盂肾炎、风湿性关节炎、慢性支气管炎、哮喘、胃病、十二指肠溃疡，心脑血管疾病、心肌炎、神经衰弱、鼻炎、糖尿病、前列腺肥大、高山病、心悸、手足冰冷、高血压、低血压、湿疹、汗疹、寒症瘀血、尿急尿频、盗汗、脑震荡后遗症、失眠、痔疮、便血、盆腔炎、子宫内膜炎、宫颈糜烂、营养不良等症。

灵芝还具有嫩肤美容、白净皮肤的作用，特别利于消除面部雀斑、色斑、黄褐斑、粉刺，在调剂内分泌失调方面也有很好的效果，长期食用可清除人体血液中的杂质，降低胆固醇，促进血液循环，治疗更年期疾病，提高人体免疫力，对防止老年性痴呆也有一定的作用。

当然，作为一种天然药物，不论如何珍稀难得，也和其他药物一样，人服食后不可能做到长生不老，但是灵芝具有双重功能，是一种有病能治病、无病能强身的食药，没有任何副作用和依赖性，男女老少都可食用，久食轻身，延年益寿，是理想的天然药品和保健食品。

人参

人参为东北特产之一，由于根部肥大，全貌颇具人形而命名。古代人参的雅称为黄精、地精、神草。人参被人们称为"百草之王"，是驰名中外名贵药材，自古以来便引得人们竞相服食。

相较于灵芝，人参更是能够救人性命于危难的"仙药"。很多关于人参的故事都充满着神奇的幻想。如善良的老把头神会帮助挖参人挖到宝参；美丽的参姑娘会和年轻的挖参人结成伴侣；毛驴参可以不吃草料而为穷哥儿们开荒种地；龙参放到水里，河水就能长流不息，消除旱灾；深山的梅花鹿，林间的雀鸟，乃至一草一木，都会成为挖人参的忠实朋友和生活助手，在人们美好的愿望中，人参也大都被人格化了。

在中国医药史上，使用人参的历史十分久远。早在战国时代，良医扁鹊对人参的药性和疗效已有了解，秦汉时代的《神农本草经》将其列为药中上品。

中医学认为：人参有大补元气、补脾益肺、生津安神的作用。多用于气虚欲脱、脉微欲绝的重危证候，无论用于大失血、大吐泻还是久病、大病，单用人参大量深煎服，即有大补元气，复脉固脱之效。人参还可用于肺气虚弱的短气喘促、懒言声微、脉虚自汗等症；脾气不足的倦怠乏力、食少便溏等症；热病气津两伤、身热口渴及消渴等症。有益气生津之效。也可用于气血亏虚的心悸、失眠、健忘等症，有补气安神益智之效。

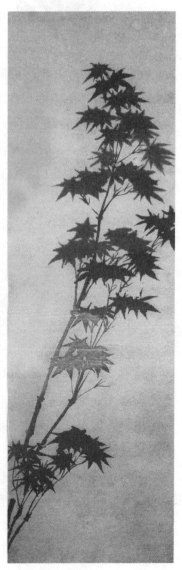

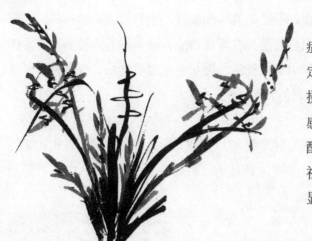

除此之外，人参对血虚症、气不摄及阳痿症也有一定疗效，能益气生血、益气摄血和益气壮阳；对体虚外感或邪实正虚之症，可随证配伍解表、攻里药，以扶正祛邪。是中医经常使用且有显著疗效的好药材。

黄精

《稽神录》中讲述了这样一个故事：有个名叫唐遇的人，经常虐待家中的婢女。婢女逃入山中，饥饿难忍，就在灌木丛中寻找食物。她发现有一种草枝叶可爱，就刨出它的根，发现根很像嫩生姜，只是颜色更黄。她就把这植物的根吃进嘴里，觉得味道很甜，也不再感到饥饿。以后每天肚子饿了，她就在深山里挖这种草根做主食。

有天夜晚，她在树下歇息，突然听见草中有似野兽走动的风声，她怕有老虎前来，急切之间身子一纵，竟像飞鸟一样飞上树梢。从此以后，她便夜宿树上，日行山中，仍然每天采食此草。

一晃过了几年，唐遇的仆人上山打柴，看见这位婢女，刚一走近她，她就飞开了。仆人只好在悬崖绝壁下用网围住她。只见她从这个山顶飞到那个山顶，穿悬崖走绝壁如履平地，人们都说她有仙骨。仆人赶忙回去告诉主人。唐遇说："一个婢女怎么会有仙骨？一定是吃了灵异之草。"便命仆人准备美味肉食放在她往来的路上，看她是否取食。此女忽然见肉，大吃一顿，埋伏在草中的仆人一齐涌出，将她捉住。唐遇审问她是用何物充饥，婢女指出山中那种药草，于是唐遇命人采回几株，仔细辨认。有认识这种草的人告诉大家：这就是华佗说的黄精，有益寿延年之功。从此，很多山里人都开始服用黄精，有一些久服的人，到120岁还耳聪目明。

这显然是个传说故事，但黄精可以充饥，且有滋补功效，的确是事实。古今道家常以黄精作为滋补服食的珍品，民间也常服食黄精以滋补身体。最简单的吃法就是把洗净的黄精放在饭上蒸熟，先吃黄精，然后吃饭，每次嚼食三四枚即可。

传统中医疗法

黄精作为药物，最早见于《名医别录》，把它列为草部的第一味药，说它能补中益气、安五脏。《本草纲目》则说它有补诸虚、填精髓的功效。《本草纲目》载：用黄精根茎不限多少，细搓阴干捣末，每日用水调服，一年内就能变老为少，久服则轻身益寿。

现代使用黄精，主要用于治疗腰酸、头昏、足软、肺虚久喘、须发早白、糖尿病等症。现代药理实验证明，黄精确实具有增强免疫功能、抗衰老、耐缺氧、抗疲劳、增强代谢、强心等作用。

枸杞

人们认为，枸杞全身都是宝，枸杞果能补虚生精，可用来入药或泡茶、泡酒、炖汤，如能经常饮用，便可强身健体。枸杞的叶、花、根也是上等的美食补品。据《新本草备要》记载，枸杞的苗叶叫"天精草"，花叫"长生草"，果叫"仙地果"，根叫"地骨皮"，均有滋补强身功效。

民间传说有一书生体弱多病，到终南山寻仙求道，在山中转了好几天，也没有见到神仙的踪影。正烦恼时，忽见一年轻女子正在痛骂一年迈妇人，书生赶忙上前劝阻，并指责那年轻女子违背尊老之道。那女子听了，呵呵笑道："你当她是我什么人？她是我的小儿媳妇。"书生不信，转问那老妇，老妇答道："千真万确，她是我的婆婆，今年 92 岁了，我是她第七个儿子的媳妇，今年快50 了。"书生看来看去，怎么也不像，遂追问缘由。那婆婆说："我一年四季以枸杞为生，春吃苗、夏吃花、秋吃果、冬吃根，越活越健旺，头发也黑了，脸也光润了，看上去如三四十岁。我那几个儿媳妇照我说的常常吃枸杞，也都祛病延年。只有这个小儿媳妇好吃懒做，不光不吃枸杞，连素菜也不大吃，成天鸡鸭鱼肉，吃出这一身毛病。"书生听了这番言语，回到家里，多买枸杞服食，天长日久，百病消除，活到 80 多岁。

这虽然是神话传说中的故事，但枸杞的功效却是古今公认的。中医认为：枸杞，性甘味平，归肝肾经，具有滋补肝肾、养肝明目的功效。《食疗本草》则明

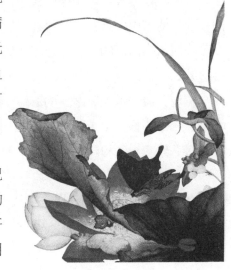

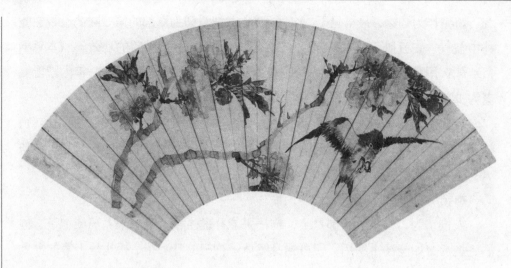

确指出，本品有"坚筋耐老"的作用。

现代医学研究表明，枸杞含有胡萝卜素、甜菜碱、维生素 A、B1、B2、C 和钙、磷、铁等。具有增加白细胞活性、促进干细胞新生的药理作用，还可降血压、降血糖、降血脂。

从上述研究看出，枸杞子虽然并不可能使人的寿命增至几百岁那么神奇，但之所以被人们当做一种健身延年药，确实有一定科学道理。

茯苓

在我国传统医学中，茯苓的药用历史已有两千多年了。《神农本草经》中把茯苓列为上品，认为有"久服安魂养神，不饥延年"的作用。

在我国魏晋时期，茯苓就被当做养生佳品，王公大臣们常用茯苓与白蜜同服。而在清宫中，慈禧曾长年让御厨为她制作茯苓饼食用。中药用价值最高的茯苓当属云南出产的云苓。老年人经常用白茯苓粉与粳米一同煮粥服用，有养生之效。

据说，唐宋八大家之一的苏辙年少时体弱多病，夏天因为脾胃虚弱而饮食不消，食欲不振，冬天则因为肺肾气虚而经常感冒、咳嗽，请了许多大夫，服了许多药物也未能根除。直到过了而立之年，苏辙向人学习养生之道，练习导引气功，经常服用茯苓，一年之后，多年的宿疾竟然消失得无影无踪。从此以后，他便专心研究起药物养生来，并写了《服茯苓赋并引》一文。文中写道：服茯苓可以固形养气，延年而却老。久服则能安魂魄定心志，颜如处子，神止气定。

中医认为茯苓性味甘淡，具有利水渗湿、健脾和胃宁心安神的作用。因其药用部位不同，而有不同的名称和功用。赤茯苓为茯苓皮层下赤色的部分，利湿作用强，用于治疗小便黄赤、尿涩痛等症。茯苓皮为茯苓的黑色外皮，其利水作用较好，可用于治疗水肿、小便短赤。茯神为带有松根的部分，安神利水作用较强，治疗心悸健忘、小便不利。茯神木为茯神中的松根，能平肝安神，用于治疗心胸憋闷、失眠等。而朱茯苓则是用茯苓与朱砂加工炮制而成，宁心安神作用强，可用来治疗心悸失眠。

何首乌

何首乌原本是一个人的名字，此药因其久服而得名。此药本名"交藤"，关于它的来历还有一个美丽的传说。

何首乌的祖父能嗣原名叫"田儿"，从小体弱多病，58 岁时还没有娶妻成家。他常常羡慕思念仙家道术，随师居于深山老林之中。一天夜里，他酒醉后睡卧于山野间，朦胧中看见两株藤本植物，相距三尺多，苗蔓忽然相交在一起，很久才解开，解开后又相交。田儿非常惊异，次日早晨就其连根掘回。他回到庙宇中请教道长与众道士，都不知是何种植物。

一天，田儿在山中偶遇一长发老者。他步履快捷、耳聪目明、须发乌黑，田儿连忙向老者请教这是何物，并将梦境告与老者。老者说道，此藤所呈相交之象，确实奇怪，但似有龙凤呈祥之兆，这是上天降给你的神药，不妨服用试试。于是田儿便将所挖之根捣为细末，每天早晨空腹时以酒送服一钱。连服数月后更感强健，一年后所患诸病完全痊愈，原已花白的头发变得乌黑油亮，原已苍老的容颜变得光彩焕发，遂娶妻成家，改名为能嗣。后来，能嗣又让儿子延秀依法照服，父子两人都活了160 多岁。延秀生儿名"首乌"。首乌依爷爷、父亲之法亦服此药，活了 130 多岁。首乌服了此药后，须发乌黑至年老不变，体质强健，子孙满堂，年值 130 岁时，仍须发未白，乌黑油亮如年轻小伙子，乡邻百姓来请教首乌服什么长生不老药，首乌拿出这

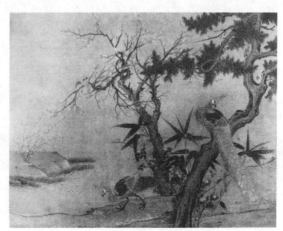

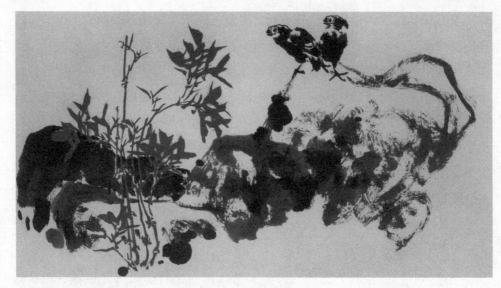

怪状根块介绍给乡亲，但百姓谁也不知道这是何物，一位头领说，那就叫它何首乌吧——何者，是首乌之姓也。从此何首乌延年不老的效用流传到民间，被后世医家收录于本草之内作为药物。

何首乌又称首乌、赤首乌，是蓼科植物何首乌的干燥块根，何首乌的藤又叫夜交藤。何首乌为常用中药，性温，味苦、甘、涩，临床上有生首乌和制首乌之别。中医认为生首乌具解毒、消痈、润肠通便之功能，可用于治疗瘰疬疮痈、风疹瘙痒、肠燥便秘等。制首乌具补肝肾、益精血、乌须发、强筋骨的功效，用于血虚萎黄、眩晕耳鸣、须发早白、腰膝酸软、崩漏带下、久疟体虚等症。夜交藤具有养血安神、祛风通络的功效。现代研究发现，何首乌确有乌发的作用，所以研发出大量含首乌成分的护发产品。另外，何首乌也确有补肾填精、强健腰膝的作用，久服确有强身健体之功。

（二）用于服食的金石药

古人在经过长时期的草木服食之后，并没有出现他们理想的效果。燕王、荆王没有长生，秦皇、汉武也相继死去，许多方士也没有获得成功。这就使得服食者不能不反思其中的原因。一个很简单的道理便是：草木药本身就有寿命限制，又怎么能使人长生不死呢？

因此，服食家们在继续寻求"不死药"的时候，自然就把眼光聚焦到了那些不易腐烂不会变质的金石矿物药上，而且提出了新的服食理论。葛洪在《抱朴子·仙药》引《玉经》的话说："服金者寿如金，服玉者寿如玉也。"

《神农四经》中说："上药令人身安命延，升为天神，遨游上下，使役万灵。"这里所说的上药多属金石类，如丹砂、诸芝、五玉、云母、曾青、雄黄等。《抱朴子·仙药》说："仙药之上者丹砂，次则黄金，次则白银，次则诸芝，次则丘玉，次则云母，次则明珠，次则雄黄，次则太乙禹余粮，次则石中黄子，次则石桂，次则石脑，次则石硫黄，次则石枯，次则曾青。"服食这些金石药，可"令人飞行长生"，其中丹砂与铅汞合炼的金丹，被认为是最七等的"大药"。因此，用于服食的金石药，常见的有丹砂、黄金、白银、雄黄、雌黄、石硫黄、曾青、云母、慈石、戎盐、石英、钟乳石、赤石脂、禹余粮等。

朱砂

古人认为，朱砂是在集日月精华的矿脉中采集的，吸收了天地之正气，是祛除一切邪气的珍贵物质。它握在手心里是温暖的，不同于玉石、天珠握在手里有冰凉的感觉。因此，朱砂被古人当作护身养命的重要物质，是金石药服食中应用最广泛的，也是古代方士炼丹的主要原料。《神农本草经》将它列为上品中的第一位，认为它可治百病、养精神、安魂魄，久服使人通神明，不衰老。《抱朴子》中也有记载："仙药之上者丹砂，次则黄金，次则白银……"

朱砂又称太阳、神砂、仙碌、真珠，神圣的名字都用以为其命名，足以证明古人对朱砂的药效作用是多么的推崇。

葛洪在《抱朴子》中记载临沅县中有户姓寥的人家世世代代都长寿，最长寿的人活过 100 岁，其他人至少也活了八九十岁，后来寥家举家迁移离开后，子孙后人中很多人不再长寿，甚至有的年纪轻轻就夭折了。而后来居住在他们的老屋中的人，却如同从前的寥家人一样，人人长寿。人们这才发觉长寿的根源在老屋上。老屋旁的一只井的井水很红，人们就试着挖开井

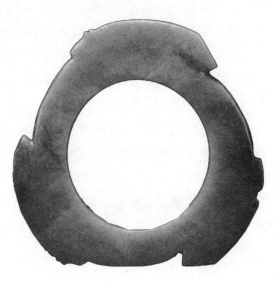

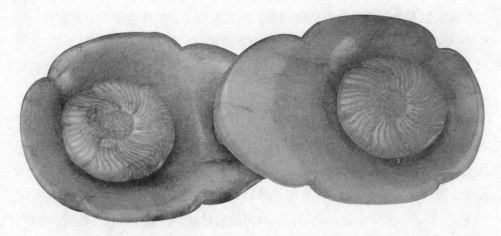

边，在离井好几尺的地方挖出了古人埋藏的一些丹砂——原来正是这些丹砂的汁水顺着泥渐渐地渗入井中染红了井水，让饮了这种水的人得以长寿。

这虽然只是一个故事，但表现了人们对朱砂的青睐。朱砂早在春秋战国时期就开始被应用于临床医疗中，《黄帝内经》《神农本草经》等书的记载说明了当时人们已经认识到朱砂有定心神、辟秽浊的作用。古代帝王将相多服食朱砂来养生，但往往事与愿违，不仅没有达成长寿的愿望，反而早早地赔上了性命。

之后历代人们对朱砂功用的认识都有进步。朱砂为三方晶系硫化物类矿物辰砂族辰砂，主要含硫化汞。目前中药学认为朱砂甘寒，归心经，有镇心安神、清热解毒之功，主治心神不宁、心悸、失眠、惊风、癫痫、疮痈肿毒、咽喉肿痛、口舌生疮等症。可作为丸剂的外衣，除加强安神功效外并有防腐作用。

现代研究表明，朱砂具有镇静、催眠、抗惊厥、抗心律失常等作用，能降低大脑中枢神经兴奋性，外用又可抑杀皮肤真菌。其所含的硫元素是体内蛋白质及一些酶的组成部分；微量元素硒和锌能提高人体的免疫功能，有抗衰老和抗慢性病的作用。

但需要注意的是，丹砂内服不宜过量，也不可持续服用，免致汞中毒。肝肾功能不正常者慎用，以免加重病情。

黄金

黄金是一种很不活泼的金属，炼丹家在炼丹实践中认识到，黄金能经得起烈火烧炼而不熔化变质，埋在土里能经久而不腐蚀。由此，他们认为服食黄金就可以使身体像黄金一样"不败朽"。白银也是一种不活泼的金属，同样受到了炼丹家的重视。但是，黄金和白银都不能直接服用，因此他们便想方设法进行熔炼，力图炼出可供服用的金银药物来。这类活动，炼丹家称为"黄白术"，在炼丹术中占有重要的地位。

玉石

古人认为玉石也是一种仙药，只是很难得到。《玉经》上说：服食黄金的人，寿命也同黄金一样；服食玉石的人，寿命也同玉石一样。又说：服食玄真的人，生命没有极限。所谓玄真，就是玉石的别名。服食玉石可以使人飞行，轻举升天，不仅仅只是地仙而已。但是这种道法的效果特别迟缓，要服食一到两百斤才可能见效。

古人认为玉石可以用乌米酒和地榆酒来溶化成水，也可以用葱的浆汁消溶成液，也可以像糕饼一样团成丸子，也可以烧炼成粉末。服食一年以上，入水水不沾，入火火不烧，刀砍不伤，百毒不能侵入。玉屑吃下去和用水吞服，都可以使人长生不死。但已经制成器皿的玉石不能服食，否则伤害人体，百害而无一利。

在古人的观念里，服食玉石之所以不及服食黄金，是因为服食玉石后会使人浑身发热，就像服食寒食散的症状一样。如果服食玉屑的话，应该每隔十天就服用一次雄黄和丹砂各一刀圭，披散开头发，在冷水中洗澡，迎着风向前行，就会不再发热了。

董君异曾拿玉制的甜酒给一位盲人服食，不到一个月，那位盲人就复明了。有个叫吴延稚的人知道了，立志要服食玉石，但他得到的《玉经》上的方子并不全备，所以他在全然不懂得其中的节度和禁忌的情况下，就开始收集能找到的所有玉器，打算在配制成后服食。后来懂得此道的人告诉他说这些东西不能食用，他才叹息着说：做事一定要谨慎，否则不但毫无益处，还几乎闯下了大祸呢。

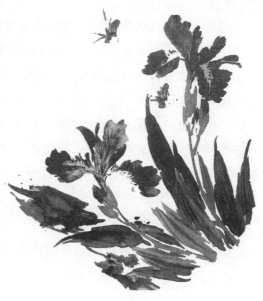

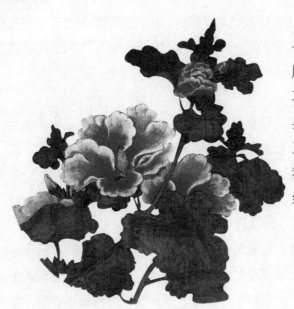

看来服食玉石还是要具备一定的甄别能力的，并要掌握服食方法，这样才能达到长生不死的目的。古人的想法是极具创造力的，但是这种服食金玉的方法在今天看来并不科学，我们应该客观理性地继承古人给我们留下的宝贵遗产。

（三）古代服食方的应用

在古代神话传说中，仙药秘方通常都是被一些"有缘人"获得，所有的获得者又都有一番神奇的经历。

据说孙思邈有一天在山上散步，无意中看到被牧童打伤的小蛇，就用自己的衣服把小蛇换回来，细心敷药，重新放回草中。过了不久，他路遇一位白衣少年相邀，来到一座金碧辉煌的城府，而原来这就是水府龙宫，被救的小蛇正是龙王之子。龙王为了感谢他，拿出三十多种龙宫秘方相赠。孙思邈用这些药方为人治病，每一种药方都有神奇的疗效。他用这些方子来养生，竟活到了100多岁。

当然，这只是传说而已。但能让人身体强健、轻身难老的方子确实存在。古书中就记载了不少关于草木药配伍的服食方，直到现在还有很大的药用价值。由于草木服食方没有什么毒性，可以较长时间服用，临床实践证明有效，因此多已被中医采用。

1.地仙煎：山药500克，杏仁1升（汤泡，去皮尖），生牛乳1公斤。将杏仁研细，加入牛乳和山药搅拌，绞取汁，用新磁瓶密封，汤煮1日。每日空心酒调服一匙头。主治腰膝疼痛，一切腹内冷病，令人颜色悦泽，骨髓坚固，行及奔马。

2.金髓煎：红熟枸杞子不拘多少，用无灰酒浸之，经冬六日，夏三日后，在砂盆内研极细，然后以布袋绞取汁，同酒浸液一起慢火熬成膏，放入干净瓷器内封贮，重日汤煮之。每服一匙，入酥油少许，用温酒调下。可延年益寿、填精补髓、久服则白发变黑、返老还童。

3. 枸杞煎：枸杞子不拘多少，洗净控干，放入夹布袋内，于净砧上重压，取自然汁，澄一宿后去渣，放入石器内慢火熬煎，之后放入磁器贮存。每日服半匙头，用温酒调下。可明目驻颜、壮元气、润肌肤、久服大有神益。

4. 天门冬丸：天门冬 1 公斤，熟地黄 500 克，捣罗为末，炼蜜为丸，如弹子大。每服三丸，以温酒调下，日三服。久服则强骨髓、驻容颜、可断谷、轻身、延年不老，百病不生。

5. 黄精丸：黄精细切一石，以水六石，微火煮一天，冷却，手擂碎，布囊榨汁煎之。渣曝燥，捣末，合向釜中煎熬，可为丸如鸡子。服一丸，日三服。绝谷，除百病，身轻体健，不老。

6. 芝麻丸：用上等胡麻三斗，九蒸九晒，以汤蜕去皮，簸净，炒香为末。白蜜成枣膏丸，如弹子大，每温酒化服一丸，日三服。忌毒鱼、狗肉、生菜。服之百日，能除一切瘤疾。一年身面光泽，不饥。三年白发返黑，三年齿落更生，四能水火不能容，渐入仙境，五年行及奔马，轻身不老。

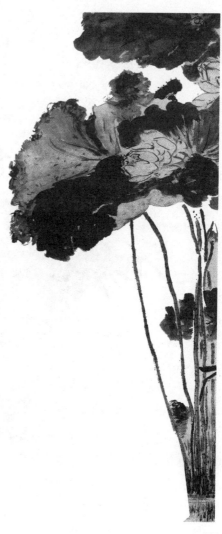

7. 益气牛乳方：黄牛乳性平，补血脉，益心气，长肌肉，令人身体康强润泽，面目光悦，志不衰。故人须常食之，成为乳饼，或作乳饮等，长期食用可以使人愉悦忘忧。

8. 莲花食：七月七日采莲花 3.5 克，八月八日采莲根 4 克，九月九日采莲子 4.5 克，阴干食之，令人不老。

9. 茯苓饼：茯苓削去黑皮，捣末，以醇酒于瓦器中渍，令淹足。用瓦器盛之，密封泥涂。十五日发，当如饵食造饼，日三服，每服 15 克。不饥渴，除病延年。

另外随着金石药的应用，大批的金石服食方也由此而产生。《太清石壁记》所录淮南王时代的"五石丹方"，就是用丹砂配伍磁石、曾青、雄黄、矾石而成。魏晋时期普遍服食的"五石散"据考证系矾石与紫石英、白石英、赤石脂、石钟乳的复合配方。孙思邈《千金要方》所载"西岳真人灵飞散方"，则以矿石药云母粉、钟乳粉配伍茯苓、柏子仁、人参、续断、菊花、地黄、桂心等草木药而成。

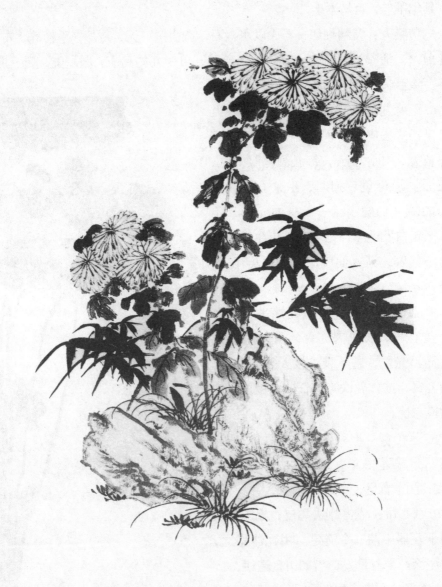

四、神秘的炼丹术

　　长生不死、得道成仙一直是道家的美好愿望，在科学尚不发达的时代，历代掌有实权的人物花费大量人力物力追求长生不老之药，在尝试服食丹砂、云母、玉、松子、桂等未经制炼的矿物和植物后，虽然可能暂时收到一些身轻气爽的功效，但最终都不能阻止死亡的来临。于是，他们就把劳动人民创造的冶金术用于炼制矿物药品。炼丹术就是在这样的背景下出现的。

　　炼丹术始于战国时期，后晋末至晚唐期间进入黄金时代。炼丹术是在服食的基础上建立的，并始终受到统治阶级的支持与鼓励。因此，历代总有或多或少的所谓方士在进行炼制"长生不老"仙丹的实验。他们利用烧炼的方法，企图将一些不易腐坏的物质（特别是黄金、白银等矿石）制造成易于吞食的丹丸，经由人吞食后，将其中不腐坏的特质为人所吸取，以达到长生不死之效。

　　古人炼丹有两个目的。一种是炼丹药，人吃了会益寿延年，甚至会长生不老、羽化升仙。还有一种是炼丹头，即将贱金属变为贵金属，使铝铁变为黄金、白银。炼丹使人们得以接触到种种自然现象，因而提高了对自然界的认识，取得了不少有价值的经验性知识，炼丹家们虽然不能达到炼出仙丹和黄金的目的，

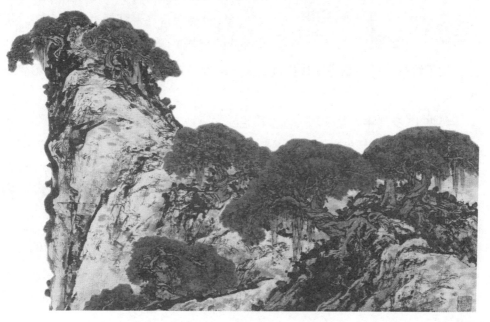

却在客观上为现代化学另辟蹊径。

同时，在炼丹术的催化下，中医药学也迅速发展起来，因此，许多著名炼丹家如葛洪、陶弘景等同时也是大医药家。虽然他们没有炼成令人长生不死的仙药，却成功地研究出了为人民治疗疾病的药品。

（一）不可不提的人物

在炼丹的实践活动中，部分炼丹家吸取了劳动人民生产和生活的丰富经验，同时孜孜不倦地从事采药、制药的活动，积累了大量的关于物质变化的知识，认识到变化乃是自然界的普遍规律。他们将炼丹的药物引入医疗，从而丰富了我国传统医学的内容。在这些炼丹家中，有一个不得不提的人物——葛洪。

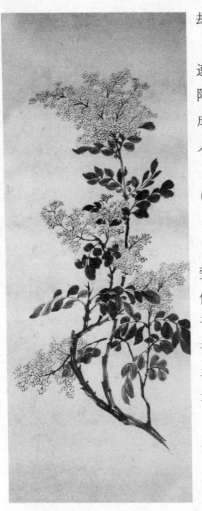

葛洪，字稚川，号抱朴子。他出生于一个没落的贵族家庭，祖父葛系，是三国时吴国的大鸿胪；父亲葛悌，在晋朝任过郡陵太守。从祖（祖父的兄弟）葛玄，世称葛仙翁或葛仙公，精于炼丹，曾将炼丹秘诀传授给弟子郑隐，后来葛洪在郑隐处学来不少炼丹技术。

葛洪13岁那年，父亲病亡，家境也随之衰败。但他从小就有一种强烈的求知欲，没有书，就到处向别人借书来读，无钱买笔墨，就拿木炭在地上练写字。从16岁读儒家的《孝经》《论语》等书开始，他广泛地阅读了许多书，从经书、史书到杂文，凡能借到的书都认真地读了。葛洪后来还学习了"望气""卜卦"之类。经过长期的刻苦自学，葛洪终于成为了一个学识渊博的人。

公元303年，全国多处爆发农民起义，反对晋朝的统治，石冰率领的起义军便是其中的一支。由于是世家子弟，小有才干的葛洪奉了吴兴太守之命，率兵与石冰作战。石冰被打败了，葛洪却没有被论功行赏。忿忿不平的葛洪投戈释甲，离乡去了洛阳。

到了洛阳，葛洪又遇上了"八王之乱"，到处都在打仗，回家的路也走不通了。正当他不知如何是好时，他的一个朋友要到广州去做官，托他前去布置一切。没想到这个朋友还没到广州，就在上任的路上被杀了。无可奈何的葛洪只好暂时逗留南方。

当时广东南海有一位名叫鲍玄的太守喜欢钻研神仙之术，与葛洪有共同语言，两人相处十分投机。于是，20多岁的葛洪就拜鲍玄为师学道，不久又与鲍玄的女儿结婚。在政界没有找到出路的葛洪，逐渐把兴趣转向炼丹，在广东的10年中，他把大部分时间都用于从事炼丹工作。

公元316年，葛洪回到阔别十余年的江南故乡。这时候晋朝在长江以北的统治已不复存在。司马睿在南京做了东晋的皇帝，他为了笼络江南豪族，以葛洪曾带兵打败石冰为由，封葛洪为"关内侯"。此时的葛洪对做官已无兴趣，当他听到交阯（现在的越南）有丰富的炼丹原料时，就请求到广西的勾漏县去做官，好就近炼丹，东晋的皇帝乐得做个好人，同意了他的请求。其实他并没能去成广西勾漏县，因为当他带领全家到了广州后，朋友们就劝他不要再走，再往西走实在太危险了。于是他就将家人安顿在广州，自己到罗浮山去修炼，过着他那"神仙丹鼎"的炼丹生活。葛洪大约死于公元345年，享年61岁。

据《晋书》中的"葛洪传"介绍，葛洪的学问很渊博，在当时的江南是无人可比的，他的著作比班固和司马迁还多。由于历史较长，加之时局动乱，葛洪的许多著作多有散佚，这给全面、深入地评价葛洪带来了一定困难。经过专家的认真考证，认为确信是葛洪所著的书至少有下述四种：《神仙传》《抱朴子内篇》《抱朴子外篇》及《肘后备急方》。

葛洪的《抱朴子》则是继《参同契》后又一部重要的炼丹学著作。该书分为内、外篇。其中内篇中的"金丹""黄白""仙药"三篇集中讨论了关于炼制金银与丹药的问题，其内容较《参同契》更加

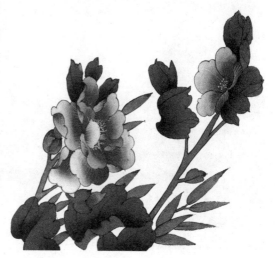

中医服食与神秘的炼丹术

详细，化学知识丰富，文字也较为浅显易懂。葛洪对炼丹极为推崇，认为"服草木之药及修小术者"虽然可以"延年迟死"，但却无法成仙，只有服用"金丹"和黄金，才能"炼人身体，故能言人不老不死"。并且葛洪自己也亲身参与炼丹活动，积累了很多经验，其对古代化学发展的贡献也是多方面的。比如单质砷的炼制等。而其创制的"饵雄黄"方，则成为唐代火药发明的前身。

葛洪继承和发扬了早期道教的神仙理论，把道家术语联系到金丹修炼、神仙方术的教理中，葛洪提出"玄"为自然之祖，将早期道教思想加以改造，使其理论化系统化，并与儒家的名教纲常相结合，强调欲求仙者，要当以忠孝和顺仁信为本，若德行不修，而但务方术，皆不得长生，要求信徒严格遵守道教的戒律，主张神仙养生为内，儒术应世为外。主张文章应德行并重，立言当有助于教化。

在《抱朴子·内篇》中，葛洪全面总结了晋以前的神仙理论和神仙方术，包括守一、行气、导引和房中术等，并系统总结了晋以前的炼丹成就，记载了大量的古代丹经和丹法，对其后炼丹术的发展具有重大影响，也为研究中国炼丹史以及古代化学提供了宝贵史料。

葛洪精晓医学和药物学，主张道士若兼修医术，可助己长生成仙，亦可利济世人。他所撰的《肘后备急方》《肘后救卒方》《金匮药方》《玉函方》等医学著作中，保存了不少我国早期医学典籍，记载了许多民间治病的常用方剂，其中有医学史上现存最早的关于天花等病的治疗记载，对结核性传染病的认识，

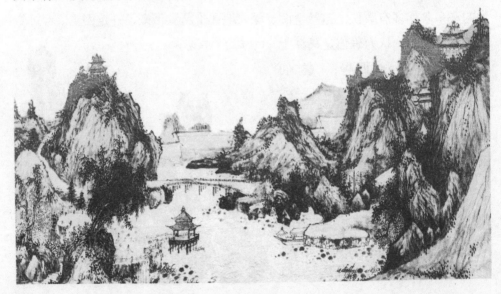

也比国外早一千多年。葛洪在《抱朴子内篇·仙药》中对许多药用植物的特性及治病作用作了详细的记载和说明，对我国后世医药学的发展有很大影响。

（二）炼丹术的起源与兴衰

我国炼丹术的起源与神仙观念密切相关。中国古老文化中的神仙说有一个很不同于其他文明的地方，就是不仅仅有神，还有"仙"。仙是由人变化而来，或自我修炼，或吞食仙药，总之作为普通的凡人，是有可能通过某种手段而超越自己的肉体的。在物质非常匮乏的古代，这无疑给蒙昧的人们带来很多的幻想和希望。

早期的炼丹家多是一些大胆服药以求长生的"方仙家"发展而来的。但各种植物、动物、矿物的食用，尽管也有一定延年益寿的效果，却毕竟离长生不老太远，因此，方士们不得不重新思考对策。最后，他们从中药的煎煮方法上得到启发，尝试通过水煮的方式炼出长生之药。尔后，又从墨家学派的冶炼技术中吸取了经验。炼丹家们发现，矿物冶炼的变化非常复杂，这些奇妙的变化引起了他们的兴趣，因此，冶炼成为炼丹的主要手段。

现存的资料表明，中国的炼丹术最早出现于秦始皇时，即公元前220年左右。至汉朝，炼丹术在实践上已经有了相当的发展，从汉武帝到汉哀帝，有多个皇帝皆广征方术之士，大兴神仙事业。但是，炼丹家的水平却良莠不齐，很多人纯粹就是骗子，以致满朝大臣一度对关于炼丹的话题颇为反感。

我国古代的炼丹术到汉武帝刘彻当政时已有确切记载。汉武帝不仅效法秦皇遣人到海上神山求仙，而且非常听信身边方士要筑炉烧炼的主张。当时有位名叫李少君的方士就曾向汉武帝宣扬炼丹可以得见仙人、长生不死，汉武帝对此也深信不疑。

淮南王刘安，身为武帝宗叔，其炼丹的热望不在武帝之下。他招纳宾

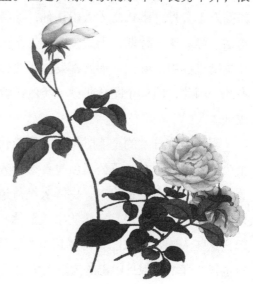

中医服食与神秘的炼丹术

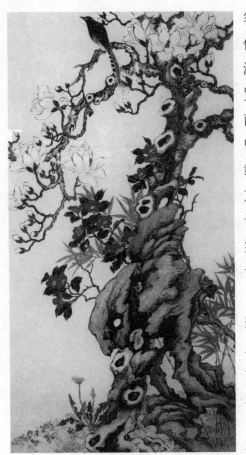

客数千，其中就聚集了一批方士。方士们主要从事炼丹活动。从现存的《淮南鸿烈解》和清代学者从宋朝《太平御览》里辑出的《淮南万毕术》来看，淮南王的方士们已采用了汞、铅、丹砂、曾青、雄黄等来作炼丹原料，并如实记载了铜铁之间的置换反应。不仅如此，方士们在具体炼丹的过程中，还总结和记录了炼丹实践的经验，使炼丹活动由实践上升到理论的高度，创作了一部二十万言的有关神仙黄白术的专著。

到了东汉，炼丹术有了新的发展，并且与道教相结合，从此使炼丹活动披上了宗教的神秘外衣。葛洪在《抱朴子》中，就多方论证了神仙不死之道，主张以黄金和丹砂炼丹，以服食成仙。

炼丹之风至魏晋南北朝时期更加盛行。葛洪时代关于长生不老药的故事吸引了许多皇帝，如北魏道武帝拓跋珪于京师设仙坊炼药，太武帝拓跋焘召韦文秀问方士金丹之事和命人入山访仙，徐謇采营炼丹为孝文帝制金丹，实现"延年法"等。这一时期，士大夫阶层信奉道教，沉迷于修道成仙，他们认为丹砂在炼制过程中，颜色和形态都发生了变化，这种变化是和人的生老衰亡是有联系的，因此，他们企图从丹砂一类的矿物中炼制出仙丹，以求长生不老、升天成仙。

唐代是炼丹术的全盛时期，几乎历代皇帝都热衷于炼丹，由于皇帝们几乎个个都崇信炼丹术，王公贵族也都纷纷效仿去炼丹服药，许多名士文人也都去炼丹。他们倾入大量钱财，供养大批丹道术士，也想分享到一份永生不死的好处。但是，事与愿违，狂热的宗教情绪和膨胀的贪婪欲望如此紧密地结合在一起，这些人却始终未能获得梦想中的仙丹。相反，随着炼丹的兴盛，服丹的人数也日益骤增，服丹中毒的人数也随之上升。

孙思邈是唐代杰出的道医，也是著名的炼丹家。他虽有"石在身中，万事休泰"之论，但对于五石散一类有大毒的石药，是反对服食的。他曾指出：寒石散方、五石散方、更生散方毒性很大，对人体有很深的伤害，应该慎重服用。

据清朝赵翼《二十二史札记》所记，唐代太宗、宪宗、穆宗、敬宗、武宗、宣宗六位皇帝都是因为服食丹药而死的。"上有所好，下必甚焉"，唐代因丹毒而死的大臣也不在少数。大学士李千服丹天亡后，韩愈撰写了《故太学博士李君墓志铭》，记亲眼所见服丹而死的大臣就有"工部尚书归登、殿中御史李虚中、刑部尚书李逊、刑部侍郎李健、工部尚书孟简、东川节度御史大夫卢坦、金吾将军李道古等七人。白居易的好友崔群、元稹也是服丹而死的。白居易在晚年有思归诗一首：

退之（韩愈）服硫黄，一病讫不痊；

微之（元稹）炼秋石，未老身溘然；

杜子（杜牧）得丹诀，终日断腥膻；

崔君（崔元亮）夸药力，经冬不衣棉；

或疾或暴夭，悉不过中年。

这首诗充分说明了这些大名士们炼丹服食的后果，而热衷于炼丹的白居易晚年也对此而感到茫然。至于因为服丹而死去的百姓，就更是不计其数了。

正是这些惨痛的教训，唤醒了人们的理性回归，再也不敢轻易服食丹药了。因而，对炼丹术的热衷急转直下。

到了宋朝，皇帝、大臣们都被吓住了，不敢轻举妄动去炼丹服丹。随着内丹术的兴起，外丹最终消弥了。

就在炼丹术逐渐销声匿迹时，人们将研究重点逐步转向医用化学方面。炼丹中所得到的化学药物，一般均在医疗领域中得到运用。孙思邈的《千金翼方》就载有"飞水银霜法"。水银霜就是升汞、甘汞，古名"红升丹""白降丹"。通过"飞法"，形成毒性较小的氯化亚汞，用来

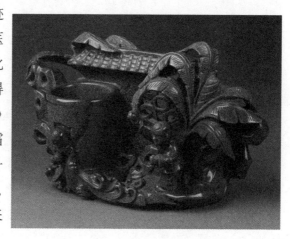

中医服食与神秘的炼丹术

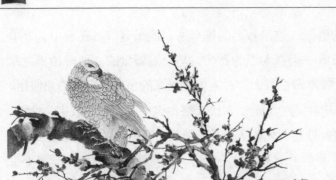

治疗疥癣、湿疹等皮肤病。另据王焘《外台秘要》记载：有一种氯化高汞具有较强的杀菌去腐作用，可用以提脓、拔毒、促进疮口愈合。孙思邈还制作了名为"太乙神精丹"的化学药剂，其中氧化砷、氧化汞、氧化砷和氧化汞都具有一定毒性，能杀灭原虫和细菌，内用可治回归热和疟疾，外用能愈皮肤病，且有健身作用。可见丹药在中医外科上运用之广。这种丹剂是炼丹术中部分精华在医疗领域发挥积极作用的具体表现，也是医药科研工作者研究炼丹术之着力所在。

炼丹术在中国流行了一千多年，初衷在于寻找长生不老之药，但最后还是一无所获。事实上，这样炼得的"金丹"，含有对人体有害的重金属（铅和汞），少量内服有镇静安神的作用，长久服用必然引起中毒。至于五黄、五石、云母等金石药物，虽有药用价值，但其性躁烈，长期服食会中毒减寿，不能长生成仙。

但是，炼丹术所采用的一些具体方法还是有可取之处的，它显示了化学的原始形态。烧炼金丹的过程，促进了重金属工业的发展，对我国的化学研究作出了贡献。

（三）炼丹术与化学

中国的方士炼丹的最初目的就是为帝王贵族们炼长生不老药，其规模之大、发展之快，都是世所罕见的。随后炼丹术又逐渐演变成了希望"点石成金"的炼金术，经历数千年之久后，他们孜孜以求的目标——制作长生不老药和点化金银，自然没能达到，但是，在无数次失败中，他们积累了不少有关化学知识的操作经验。因此，炼丹术是近代化学的前身，人们将之称为原始化学。

汉朝末年的魏伯阳，被人们称为"中国炼丹术始祖"。在他所作的《周易参

传统中医疗法

同契》中，关于炼丹术的大部分内容非常荒诞，但是也有一些关于硫、汞、铅的化学知识，对硫、汞、铅等元素都作了十分透彻的研究，并用化学方法来提纯和鉴别它们。

在东汉著名炼丹家魏伯阳之后，晋代的葛洪是中国历史上著名的炼丹家。他是炼丹史上承前启后的重要人物。他继承和发展了早期的炼丹理论和实践，对后世的中外炼丹有有着很大的影响。葛洪在炼丹过程中做了大量的原始状态的化学试验，并详细记录下了各种化学反应，他在书中写道："丹砂烧之成水银，积变又还成丹砂。"意思是：由于丹砂的化学成分是硫化汞，加热后会分解出汞，即水银；冷却后，水银和硫磺蒸汽又相化合，再生成硫化汞。这说明葛洪在炼丹实践中发现了从硫化汞中析出水银，和水银加硫磺合成硫化汞的可逆反应现象。除此之外，葛洪还将雌黄、雄黄两种硫化物加热，得到升华的晶体，更作过铁与铜盐的替代反应实验。葛洪正是这样通过不断的亲身实践，揭示了众多的化学变化规律，合成了许多新的物质。这显然是一个在密封的炼丹炉里发生的化学反应和化学还原反应。它说明了早在 1600 多年前，我国的化学研究就已经达到了相当高的水平。

葛洪在综合前人经验的同时，亲自从事炼丹数十年，积累有丰富的关于物质变化的经验性知识。他的主要著作有《抱朴子内篇》和《抱朴子外篇》。《内篇》讲仙道，《外篇》讲儒术，体现了他的"道者儒之本也，儒者道之末也"的内神仙外儒术的思想。南朝的陶弘景是葛洪之后的一个大炼丹家。他在著作中大讲授受真诀和长生不老之术。

汉代已有用丹砂炼汞的记载，《抱朴子内篇·金丹》中的"金液方"认为，丹砂经配制成溶液，即能溶解黄金。唐宋炼丹士总结前人经验，在用丹砂、水银等物炼丹时，改进配方和制法，制成红升丹（氧化汞）、甘汞（氯化亚汞）、白降丹（氯化高汞）等中医用药。在用水银和其他金属烧炼时，又制出多种用于当时手工业和医药的汞合金。在为硫黄、硝石等伏火时，发

中医服食与神秘的炼丹术

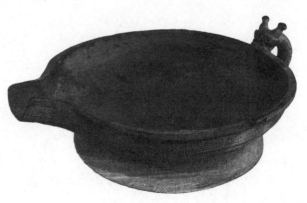

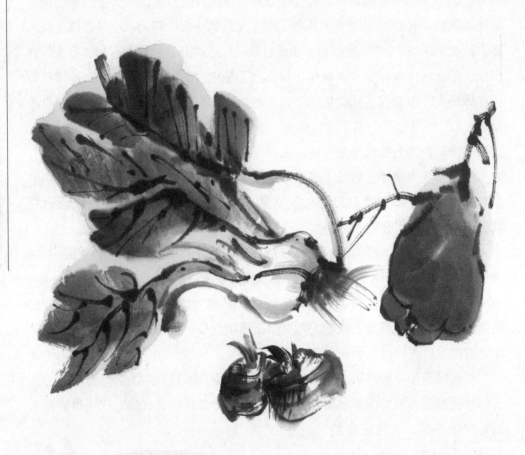

现硝、硫、炭混合燃烧的现象，促进了黑色火药的问世。唐宪宗元和三年清虚子《铅汞甲庚至宝集成》卷二所载"伏火矾法"，实为世界上最早的一次制造火药的实验记录。由炼金术发展起来的许多工艺，如炼钢、炼铁、造纸、制作火药等也随之得到发展。现存于世的100多种外丹著作，蕴藏着不少有价值的科技文献，成为祖国珍贵的文化遗产之一，至今仍有研究价值。

（四）关于炼丹的种种骗局

中国古代炼丹术的主要目的，一是修炼长生不老的丹药，二是想把普通金属转化为金银等贵金属。这两个命题实际上都是不可能做到的。

炼丹家们在冶炼合金和制造药物方面确实取得了很大的成绩，他们曾经成批生产过黄色的合金和白色的合金。其中就有黄铜（锌铜合金）、白铜（镍铜合金）、砷白铜（砷铜合金）、白锡银（砷锡合金）等等，当然，还有各种各样的汞合金。这本是炼丹家的成果。但是到了唐代以后，特别是元明时期，竟被一些江湖骗子利用，作为诈骗钱财的手段。

世传炼金之术是这样的：用纹银三两，再加入铅、汞、朱砂等药物放在炉内一块冶制，每次需要炼四十九天。到第四十天以后，一定要由两人轮番守炉，昼夜不得离开一会儿。丹炼成了，可以得到九两，这之中除三两是本银，还要用三两银子买上述药物，所以，每次只能赚到三两。一年可以炼四次，一共可多得十二两丹银，仅可以供两人食用。所以，即使真得到炼丹秘方，也不值得去实施。何况用此种方法炼出的丹银，经过洗煎，每次都会渐渐地亏少一些，甚至洗煎次数一多，那多出的丹银还会全部被洗掉。另外，这种丹银不能再做本银，如果再炼，必须另用纹银为本银。所以说，这传下来的真方，既费心又费工，还很不容易做成。

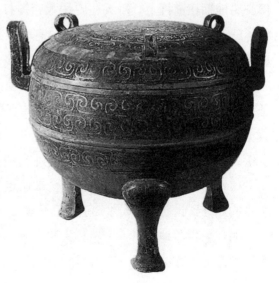

中医服食与神秘的炼丹术

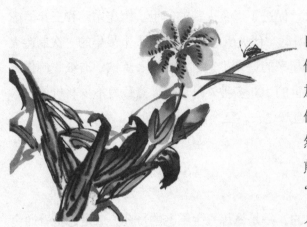

像那些云游天下的方士，自称会炼丹，其实是在行骗，他们用砒霜、雄黄诸类东西，加入一些好银末，炒成灰沙，他们把这灰沙称为"丹头"。然后再把这"丹头"与好银同煎，仍煎成银，他们便说："丹药可点成银。"其实，这种人个个都是弄假行骗的骗子。

古时候有一个道士，自称能炼丹。他先用银灰在大庭广众面前煎出些银子给人看。众人看了，都不信他。唯独一个富人很相信，还把这位道士请到家中，为自己炼银。来到富人家中，道士对富人说："炼丹是仙人之术，俗人家多污浊，恐怕炼不成。可以在僻静之处挖开一坑，要一丈四尺深，坑底下仅容纳一床一炉即可，我要在坑下烧炼四十九日。你用一百两本银，可以炼出三百两银子！"富人听说后很高兴，就依道士之言，命人在后院挖一大坑，广八尺，深一丈四尺。　坑挖好了，道士下到坑里去，又命人用十两银子买铅、汞、朱砂等东西来，说先炼丹头。三日过后，丹头炼出来了。那富人又按道士的要求给他吊下去好银一百两，供他当本银。每日三餐都把饭菜饮水吊下去。道士又要一手粗的紧实圆木七根，每根长三尺五寸，说是作为"道符"，又用一条大棕绳纵横交错地捆在道符上，每天还要用大斧锤打道符。富人每天到大坑边上去看。到了三十多天时，道符渐渐打下，只有一尺露在外面，富人心想，银子就要烧成了。

道士知道一个月那么长久，主人提防他的心必然懈怠了。夜里，道士用绳子一头把银子和药物系好，另一头系在自己腰上，又将七根长木做成梯子，攀援上去，将银子吊上来，乘着深夜逃走了。到了第二天黎明时分。富人亲自去送饭，吊下去的饭菜却无人取走。用烛光照坑下，又不见道士。富人亲自登梯下去察看，才知道道士已经把银子全部偷走了。他就是登着自己送来的圆木爬上去的。直到此刻，富人才知道自己被骗了。

明代，古潭地方有一个年轻人叫丁宇弘，非常聪明。一日，丁宇弘偶遇方士，那方士自称能炼丹。宇弘早知道士炼丹是骗人的，但想乘此机会骗方士的银子，便故意装作什么都不知道的样子，提一些很琐细的问题问东问西。方士对他说："炼丹先要采药炼成丹头，之后用银一钱，与丹头同煎，可得丹银三钱。"于是，宇弘先拿出一钱银子交给方士，得银三钱。宇弘一见，装作更加欢喜的样子，请方士到自己家中。宇弘在家中继续让方士炼丹，方士陆续炼出银三十余两，之后宇弘就再不出银子了。方士见宇弘不再出银，就想将其骗出，于是对丁宇弘说："我的丹头已经用完，你可以多带一些本银，我们一同出外采药，在外边再大炼一番。"宇弘知道方士要引他外出，但因为他想骗尽方士身上的银子，就带上银子五十两，与方士出外去。在路上，丁宇弘不肯拿出自己的银子当路费，睡觉吃饭都严防方士骗自己。方士无从下手，就暗地里买了一包砒霜藏在身上，又从集市上买回来一条鲜鱼。

傍晚，宇弘把鱼收拾好，煮熟，盛作两碗。方士先捧一碗放在桌上，趁宇弘不注意，将砒霜撒入碗里。回过头来再端另一碗，当着宇弘的面，故意打了个喷嚏，把自己的口水溅到鱼上。方士说："这碗鱼被我弄脏了，我吃。"于是丁宇弘吃了那碗有砒霜的鱼。到了半夜，宇弘肚子疼起来。好容易熬到第二天中午，丁宇弘头发散乱，嘴唇开裂，肚子疼得再也忍不住，心中忽然明白——一定是方士在鱼里下了毒。这时的丁宇弘已经不能起床了，方士这才把丁宇弘的银子放入自己的包袱里，拿出解药，对丁宇弘说："我本是到处游荡骗取别人银子的人。你好奸猾，反而骗去我的五十两银子。现在我只多得你五两银子就好。我把解药给你，吃后是死是活就看你的命运了。"说完，方士背起行李逃跑了。

这类骗局在旧小说和笔记中有不少的记载。例如在《儒林外史》第十四回"马秀才山洞遇神仙"中就讲了这样的一个故事：社会名士马二先生在杭州路过丁仙洞，碰见一位白须过脐、飘然有神仙之表的老

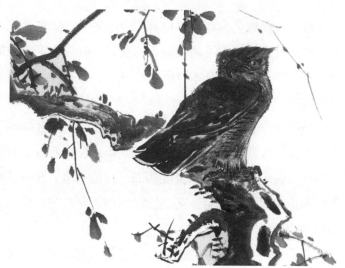

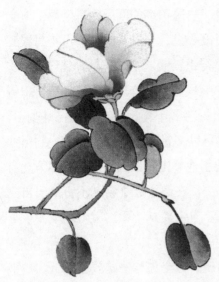

者，自称姓洪名憨仙。洪憨仙对马二先生说："若要发财，何不问我?"于是马二先生接受了洪憨仙给的几块"黑煤"回去烧炼，竟然真的炼成了银子。于是马二先生认为这次遇到了活神仙，就一口答应与洪憨仙认作表兄弟，与洪憨仙一起到胡尚书的三公子家中去为他作证，请胡三公子出本钱来"烧银"。谁知洪憨仙在这时突然得急病死了，他的家属告诉马二先生说洪憨仙不是仙人，而是个骗子，那"黑煤"本来就是涂黑了的银子，洪憨仙不过是给马二先生点好处，使他信以为真，从而帮洪憨仙作伪证，去诓骗胡三公子的钱财。马二先生了解了真情之后觉得大丢脸面。

"点铜成金、指水成油"这些都是古代炼丹家们所追求的，但是实际上又是不可能实现的。因为这都需要在普通的条件下实现元素的转化，水变油就需要把氧变成碳，这决不是简单就能做到的。而"水变油"所用的各种欺骗手法，我们倒是可以从上述的炼金术骗局中找到不少共同之处。

(五) 中国炼丹术对国外的影响

我国古代炼金术在世界也有广泛的影响，早在公元 7—9 世纪的隋唐时期，中国的炼丹术就传入了阿拉伯。特别是当时在中国的波斯人，专门从事贩卖药金和香药的个别人甚至本身就是炼丹家，他们对于中国炼丹术的西传起到了推动的作用。

唐朝天宝五年（746 年）魏郡专门收购"养生辟谷"之药的人也要常常求助于胡商，唐朝元和年间（806—820 年）长安西市中有擅长制作药金的炼丹家王四郎开设的店铺，专门供应胡商，高价销售。这种以化学方法制取长生不死之药和追求"点铁成金"药剂的学问传入阿拉伯世界后，便立即促进了阿拉伯炼丹术的发展。

在许多阿拉伯国家，提到炼丹术使用的原料时，多冠有"中国的""中国产"等字样，例如穆斯林国家本来出产硫黄，但是不知道使用硝，有关硝的知识是从中国传去的，中国的炼丹术传入阿拉伯后，阿拉伯人才知道了硝的使用方法。对阿拉伯国家来说，硝是中国的特产，所以硝刚刚进入阿拉伯国家后，被阿拉伯人称为"中国雪"，被波斯人称为"中国盐"。

阿拉伯炼丹术的创始者查比尔具有中国炼丹家的显著特点，从他开始，阿拉伯的炼丹家们都追求长生神药"耶林克色"，这和炼丹术的宗师葛洪所说的"丹精"或"神丹"是一样的东西。由于阿拉伯不产丹砂，只出硫黄，所以查比尔将中国炼丹家的"还丹"称为"赤硫黄"。

在长期的炼丹活动中，阿拉伯人还初步发明了硝酸、盐酸、硫酸和王水的制法，这些化合物都是今日化学研究的必备品。阿拉伯人还制成了酒精，但是却丢弃一旁，未加利用，因为穆斯林《古兰经》有禁酒的戒条，由于广泛实验蒸馏法，阿拉伯人从动植物中提取出许多有机化合物，其中一些是香料，因此阿拉伯的香料是世界闻名的。

11 世纪以后，阿拉伯社会分崩离析、动荡不安，人民生活艰难，前途无望，宗教神学家完全抛弃了炼丹实验，最后则认为只要彻底的禁欲和简单冥想就可以升入天堂。1095 年，蓄谋已久的基督教会发动了对拉伯国家战争，即历史上著名的"十字军东征"。战争当中，被翻译成阿拉伯语的希腊经典著作不断被发现，而这些经典又经东征重新被带回西欧。为了研究这些带回的书籍，欧洲人似乎没有其他选择，几乎所有的阿拉伯语的书籍都被重新翻译，当然也包括大量的炼丹术著作。战争结束以后，炼丹热潮重新在欧洲大陆上兴起。

至 13 世纪中叶，炼丹在西欧达到了高潮。经过一些炼丹师的研究，炼丹著作中充满神秘主义的写作方式被更改了，取而代之的是简洁明了的文字说明，在这一时期的著作中甚至可以看到一些实验科学的雏形。

如同所有新生科学一样，尽管炼丹术的种种试验都以神

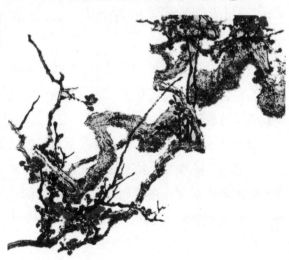

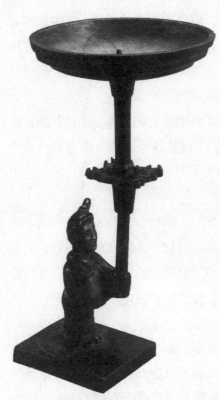

的名义在进行，但炼丹著作中关于化学、冶金的科学记录，最终危及了对基督教的信仰。同时炼丹师制造的大量"金银"严重扰乱了市场稳定，也使民众对炼丹术缺乏好感。在教会与民众的双重打压下，炼丹术在欧洲走向没落。

不过，从15世纪开始，欧洲大陆掀起了一场反对教会神学和封建主义文化的斗争，用一种以人为中心的思想观念对抗神学思想和经院哲学，以推动文学艺术和科学技术的发展。这场文艺复兴运动大大解放了人的思想，其后的宗教改革使大量的宗教禁令被废除，有关炼丹术的研究重新活跃起来。

17世纪，资产阶级革命先后在荷兰和英国取得胜利，资本主义的经营方式大大扩张，不仅促进了生产，也猛烈冲击了各种陈旧观念。人们纷纷投身到科学研究中去。反对宗教迷信，追求科学真理的风尚开始形成，同时，地理大发现使欧洲人获得了丰富的矿藏资源，资本主义生产对金属的需求量也日益增加，欧洲近代的冶金业迅速发展起来。17世纪以后，炼铁业在英国工业中的地位逐渐上升，杰出的冶金工艺家结合生产实际，运用炼丹术理论，写出一批冶金化学的新著作，影响极大。

18世纪中叶，新派的炼丹师——炼药师出现了。炼丹的目的不再充满人类蒙昧的种种幻想，而带有强烈的真实感。大量精密的分析仪器开始使用，科学试验的气氛愈加浓厚。

1774年舍勒、普里斯特利和拉瓦锡三位化学家几乎同时发现了氧气，并否定了"燃气"的作用，拉瓦锡就此建立了科学的氧化学说。不久，拉瓦锡将炼丹术和医药化学家一直梦寐以求想弄清楚的"元素原型"也搞清楚了，列出了第一张化学元素表，至此，炼丹术在欧洲转型成为近代化学。

五、丹炉之外的故事

从古至今，不管社会如何进步、科学如何发达，我们这个民族的某些追求似乎从未改变——比如对长生不老、延年益寿、强身健体的执着梦想。为了实现这梦想，中土大地上，掀起了一轮又一轮的服药风潮。

魏晋南北朝时期道教盛行，修道炼丹者众多，服食丹药成为一种社会风气。在著名的王氏家族中就有信奉道教、服食丹药的，例如书法家王羲之、王献之等。在此风潮中出现了葛洪等一些著名的炼丹家，由于他们的潜心钻研和大力宣扬，不仅促进了炼丹术的发展，还对服食丹药之风起到了推波助澜的作用。由此推断，这些丹丸应该就是当时士大夫阶层服食的一种丹药。同时，还有文献记载了自魏晋以来很多人因服食丹药而致死的情况，这很可能是其主要成分硫化汞的剧毒所导致的。

（一）武帝求炼仙药

西汉初年，金丹术在统治者的支持下，获得了很快的发展。汉武帝为求仙药，在宫里养了不少方士。《史记·封禅书》就确切地记载了在汉宫的炼丹活动中，皇帝起了带头作用以后，贵族富豪们也热衷于此道。汉武帝的叔叔、淮南王刘安在招揽的数千宾客当中，就有自称能"煎泥成金，凝铅成银，水炼八石，

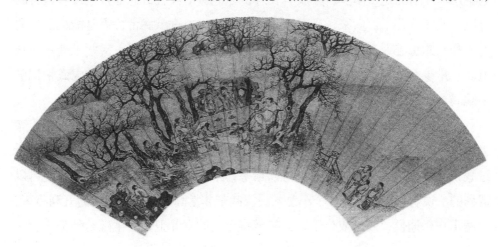

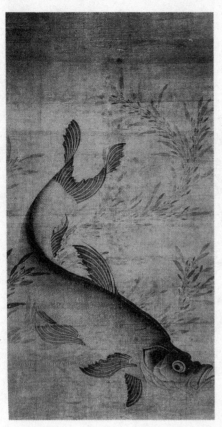

飞腾流珠"的方士。他们还帮刘安写过不少著作，其中记载长生、炼丹之术的有二十余万字。

传说中黄帝最后乘龙升天，这使得汉武帝羡慕不已，为此他曾去祭拜黄帝陵，祭拜黄帝后，他对属下说，如果我也能像黄帝一样乘龙升天，就是扔下妻子儿女又算得了什么，不过像扔下一双鞋子一样罢了。于是，他命人在黄帝陵前修筑了祈仙台，以祈求上天能实现他的愿望。

汉武帝刘彻在68岁之前一直追求神仙术，想要长生不死的愿望在他身上表现得异常高涨。他特别宠信方士，认为在他们的手中可以搞到想象中的长生不死药。第一个得到他宠信的方士是李少君。《史记》记载，李少君以长生不死的方子晋见汉武帝，因而得到汉武帝的尊重。李少君说，臣曾经在海上游玩，遇到了神仙安期生，安期生拿枣给臣吃，这种枣大如冬瓜，实在是罕见。安期生住在蓬莱仙岛，一般不见人，他像一股气体一样，合起来就出现人形，分散开来就无影无踪了。这样，李少君就更进一步得到了汉武帝的重用。可惜的是，李少君并没有长寿，在他送给汉武帝的仙方还没有显灵的时候，他便病死了。后来，又有齐人少翁以鬼神方进献武帝，说是能把已死的前人和别的鬼神召来，汉武帝非常高兴，让他当了文成将军，赏赐了他不少钱财。于是少翁开始作法，招鬼神前来，可是并不如愿，却不小心被汉武帝识破了骗局，招来了杀身之祸。

为了钱财和地位，仍有很多不怕死的人前来行骗。少翁的师兄弟胶东人栾大也来见武帝。他说：我经常在海上往来，见过安期生等神仙。我的老师告诉过我说，黄金可以炼成，黄河也可以堵塞，不死之药可以找到，神仙也是可以遇到的。说着，他就变了一个小魔术。汉武帝非常高兴，他任栾大为五利将军，封两千户乐通侯，赐给奴仆千人，甚至将自己的女儿卫长公主嫁给他为妻，一夜之间，栾大由一介寒士变成显赫之人。可惜好景不长，才几个月的功夫，栾大的骗局就被汉武帝识破，一命呜呼了。

汉武帝从元光二年开始召方士求不死神药，到后元年间才将诸方士全部罢弃，中间经过了 45 年之久，此时他已经 68 岁了，他感慨地对群臣说："过去我一直糊涂，才被一群方士所骗，其实天下哪有什么仙人呢，不过是妖言惑众罢了。人只要节制饮食，有病吃药，就能够减少疾病，养生之道，不过如此而已。"

（二）隋炀帝的长生游戏

隋炀帝杨广算是中国历史上最会享乐的一个皇帝了，更被后世称为荒淫无度穷奢极欲的暴君。杨广刚登上皇位就令人在洛阳大兴土木建造宫殿，由于仙山难觅，他就自己建造了蓬莱、方丈、瀛州三座假山，然后摹拟寻仙求药，做起了长生不死的游戏，以满足他长生的欲望。

据记载，三个人工仙岛皆高一百多尺，岛上亭台楼阁，金碧辉煌。全国各地的珍禽异兽、奇材异石源源不断地运送到洛阳，活活累死在路上的劳工不计其数，为了满足隋炀帝一人的长生游戏，几乎付出了一国的代价，终于招致并加速了隋王朝的灭亡。

（三）晋唐皇权服食者

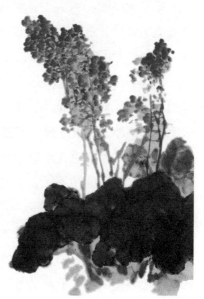

炼丹活动到了晋唐时代可谓进入鼎盛时期。由于政治上的需要，唐宗室自称是老子的后裔，尊老子为圣祖，实行尊道抑佛的政策，出现了道教与皇权结合的局面。

晋唐时期，许多皇帝率先崇道奉仙，醉心于神丹金液，追求长生不死，服食长生药之风一时弥漫朝野上下。达官显贵群起效仿，连许多文人墨士也浸染于这种所谓的时尚之中。

纵观我国历史，历代帝王大多崇道好丹，

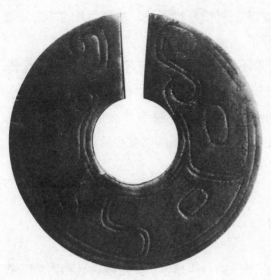

与天下道士广泛交往。形形色色的丹家方士应召来到宫中禁地，筑炉炼丹，各显神通。但终究没有哪位帝王因服丹而羽化成仙，倒是悲剧不断发生，很多人误食了药物，身体严重受损，甚至中毒死亡。

据史籍记载，晋哀帝（341—365 年）为防止衰老，沉迷于服食金丹，结果 25 岁便中毒身亡。

北魏道武帝（371—409 年）在京师设立仙坊，亲自监督煮炼百药，让判了死刑的人试服，很多人都因此而死去。可是他仍不甘心，最后还是因为服食五石散，精神失常而死。

北魏太武帝（424—452 年）、孝文帝（471—499 年）等曾征召方士，炼制金丹，但皆以失败告终。

到了唐代，由于社会安定、经济繁荣，统治者们更是一味追求长生不死，炼丹术十分盛行。举朝上下，服食丹药成风。死于丹丸之下的皇帝一个接一个，但人们依旧不顾死活，前赴后继地服食。

雄才大略的一代英主，盛唐开国之君唐太宗李世民仅仅活了 51 岁，享国 23 年，介绍李世民的文章比较常见的说法是因患痢疾而死，不过也有史家经考证，认为李世民的真正死因乃是服食丹药所致，太宗"服胡僧药，遂致暴疾不救"，此说也有一些间接的史料为证，何况唐承魏晋之风，服食丹药很流行，诸多唐帝均有此好。据记载，李世民在贞观十九年征高丽之战中因中箭受重伤，久治不愈，加之乱食丹药导致身体更加虚弱，遂于三年零八个月之后驾崩了。

贞观十九年六月，李世民围困安市，因高延寿、高惠真率高丽、靺鞨兵十五万来救，双方僵持不下，李世民亲率李世绩、长孙无忌、李道宗等出击，三月不能攻下，只得班师还朝。在回程途中，他又忽然患上了"痈疽"，严重到需要乘车而行的程度，甚至需要太子为他吮吸痈毒。回到长安之后，李世民伤情并未好转，第二年二月，他把政务都交给了太子处理。又过了整整一年，李世民才从伤病中恢复过来，但仍然只能三天才上一次朝。

贞观二十一年（647年）正月，高士廉死，李世民前去吊唁，长孙无忌正在高士廉家里，听说皇上就要到了，他哭着迎上去，在马前劝谏说："陛下正在服用金石之药，按照方士之言不应该出席丧礼，请您为天下苍生而保重自己的身体吧。"可知此时的李世民不但并未痊愈，身体很差，且因急于痊愈，又开始大量服丹。五月，他又不得不再度让太子掌管大局，这样的局面一直持续到他去世为止。

　　从前唐太宗还曾经嘲笑秦皇汉武迷恋方术和寻求丹药，结果自己也不由自主地陷进去了。到贞观二十一年，唐太宗又得了"风疾"，烦躁怕热，便让人在骊山顶峰修翠微宫。第二年，唐太宗派人从中天竺求得方士，但由于服食"延年之药"，病情不断恶化。贞观二十三年（649年）五月，唐太宗逝世，享年仅51岁，葬于昭陵。

　　唐宪宗李纯服食方士柳泌的仙丹后性情大变，他暴躁易怒，经常诛杀左右官员，于公元820年被官员谋杀于寝宫，葬于景陵。

　　唐穆宗李恒因服用仙丹，于公元824年中毒身亡，葬于光陵。唐敬宗李湛曾派官员到江南各地采药，甚至在内宫修建道观，供养道士20余人。公元827年被人谋杀于内室，年仅18岁，死后葬于庄陵，与上一位皇帝身亡仅三年之隔。

　　唐武宗李炎也将道士召入宫中，服用道士所炼金丹日久，中毒日深，精神错乱，喜怒无常，多日不能说话。于公元846年死于大明宫，葬于端陵。

　　唐宣宗李忱曾励精图治，被人誉为"小太宗"。可是因服用所谓长生之药，于公元859年中毒，一病不起，于公元860年死亡，葬于贞陵。

　　唐朝的皇帝，包括高祖和武则天在内共21人，竟然有6人死于丹丸，实在是令人触目惊心。

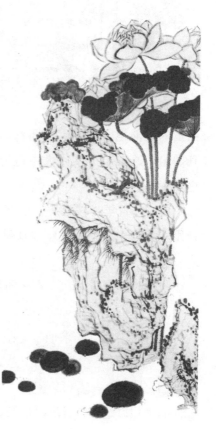

（四）白居易识药力

就在唐代的各位皇帝们热衷服食各种长生不老药的时候，文武大臣们也争相效仿，一些著名的大文豪也对神仙之说迷信不已，积极地加入了服食金丹的行列，并为此付出了生命的代价。

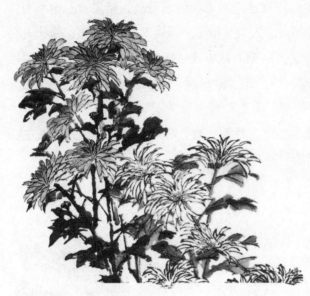

韩愈是我国唐代著名诗人、散文家。他是贞观八年的进士，历任监察御史、刑部侍郎，但因反对迎接佛骨之事，触怒了唐宪宗，被贬为潮州刺史。不久回朝，官居国子监祭酒，转兵部、吏部侍郎。韩愈作为中唐古文运动的主要人物，他的文章逻辑严密，笔势纵横又流畅明快，被后人列为唐宋八大家之首。可惜的是他也服食了矿石药物，一病不起。此后又有杰出诗人元稹、杜牧步其后尘。唐朝不少文武大臣也为丹药所惑。白居易在其《思旧》诗中记载了这一惨痛教训。

白居易青年时被眼疾、足疾、气管炎、肺渴等多种病症缠扰。中年后，他特别注意养生之道，晚年身体反而健康了，活到75岁，成为唐代的长寿诗人之一。

中古时期服食之风在有闲阶层中极为盛行，上自皇帝、下至普通方士和一般士人，均痴迷于采药炼丹，妄图得道成仙长生不死。但白居易对当时社会上士大夫阶层中流行的求仙学道服石炼丹的做法不以为然，"莫学长生去，仙方误杀君"。他的不少朋友由于迷恋服食"或疾或暴夭，悉不过中年"。他认为"生涯有分限，爱恋无终已"，生命有常理，养生应道法老子，顺其自然。这种理性的思想，是十分难能可贵的。

传统中医疗法

（五）李时珍辨正误

在《本草纲目》特设的"正误"一栏中，李时珍依据中医理论以及个人临床经验与亲身观察，指出前代本草著作中药名、产地、形态、气味、主治等多方面的误解。

例如，黄精补中益气，钩吻则有剧毒，有"断肠草"的别名，历代本草对二者形状分辨不清，有说相似，有说不同，莫衷一是。李时珍经过长期而仔细的考察，肯定了二物的迥然不同之处。再如，自古以来，服食丹药之风盛行不衰，当时的明世宗也沉迷于炼丹术，但李时珍却多次指出服食丹药的危险。

又如水银，东晋葛洪《抱朴子》以及历代多种本草认为不仅无毒，而且"久服神仙"，对此李时珍的态度是：在实事求是地指出滥服水银危害性的同时，也认可了水银的药用价值。

（六）石散

五石散自汉代出现，至魏时因玄学宗师之一何晏的服食而大行于世，东汉时服食相当普遍，由魏晋至唐，为害时间历五六百年之久。服者众多，中毒死亡者亦多。

三国魏时的何晏，权倾一时，耽声好色。据晋代皇甫谧《论寒食散方》介绍，何晏最早开始服用五石散后，觉得神明开朗、体力转强。于是大肆渲染五石之功，京师轰动，相互传授此方。后何晏被司马懿所杀，但服用五石散的人却越来越多，掀起了绵延五百年的服石之风。

五石散即寒食散，主要药物是石钟乳、硫黄、白石英、紫石英、赤石脂等，也配合使用若干植物药。这种寒食散可使服药之人

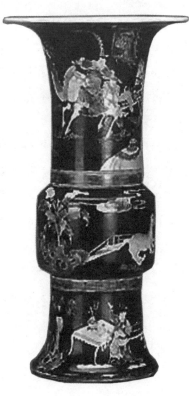

中医服食与神秘的炼丹术

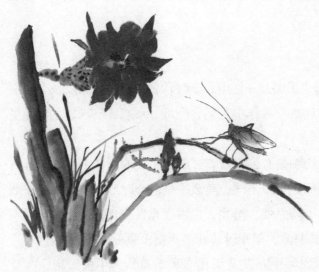

很快进入燥热亢奋状态，这时就要脱衣用冷水尽情冲淋，让药势更加畅快地运行。据说等到周身都凉快下来，就会有心意开朗的感觉，有疾病的人也会觉得其病如失。

五石散对年迈体虚、阳气偏衰者，用之得宜，有一定的助阳强体作用，但在养生求仙之风的劲吹之下，该方被赋予了它并不具备的用途，来企图实现那虚幻的神仙梦。于是，修道之人，从帝王贵胄，还扩展至大夫士人，均风行服食之。而它的药性往往致人重疾乃至死亡。

自魏正始（240—248 年）到唐天宝（742—755 年）之间的 500 多年，服寒食散的人可能有数百万，因此而丧生的人也可能有数十万。沉迷寒食散的人中不乏王公贵族、名人学士，如司马丕（晋哀帝）、嵇含、裴秀、王羲之、王微等等。寒食散一旦药力发作，就会使人狂躁失态、披头散发、袒胸露体，一副疯疯癫癫、落拓不羁的样子。魏晋六朝间的所谓名士风度，与服石之风有很大关系。

据现代分析，当时人们服用"五石散"的目的只有三个，一是补虚，二是长寿，三是增强性能力。著名医学家皇甫谧在《寒石散论》中记述，尚书何晏喜好女色，荒淫无度，以致精神委顿，身体虚弱。服用寒石散后，精神好转，体力增强，所以京城的上流社会竞相效仿，从帝王、官员，到名士、妇女，就连皇甫谧本人也加入了服食的行列。

（七）明末荒诞的"以人补人"法

明末时期，烧炼金丹服食已经被千年以来的无数祸害证明了其危害，于是炼丹术从"外丹"（金丹）逐渐转向"内丹"（修练人体内胆精气神以求长生）。帝王宫廷的荒淫无道，使一帮方士、佞臣乘机进献所谓长生秘方，以达到壮阳补虚的功用。嘉靖年间，邵元节、陶仲文以方术得到一品官位，其他如段朝用、顾可学、盛端明、朱隆禧等数十辈，多以春方、媚药、房中术成为朝中官员，得到皇上的宠信。在这种风气下，"以人补人"的用药风潮就流行开来，席卷朝野。

"以人补人"法中使用最多的有四种：红铅、蟠桃酒、秋石、紫河车。这四种经过美化的药名，其实分别是女子月经、人乳、人尿液沉淀以及人胎盘。为了取得这些秘药，帝王听信方士之言，采取了种种荒唐的手段，对女性进行摧残。

为了炼制红铅，嘉靖皇帝在壬子到乙卯年间，两次选 8-14 岁的女子 460 余人进宫。这些女子被作为炼药的"鼎器"，要经过挑选，对身体、长相有非常严格的要求。她们进宫后被圈养起来，调养百日，不许吃荤腥辛热的食物，不许喧哗歌舞。等女子月经初潮之时，方士们用专门的器具收集女子们排出的月经。更有甚者，方士们为了尽快得到月经，甚至使用"催铅方"，用活血药物促使月经提前来临。这种服食"红铅"的风气在明末社会盛极一时，红铅价格极高，使得社会上不少人参与炼制红铅以牟取暴利，直至明朝灭亡方才停息。

中医服食与神秘的炼丹术

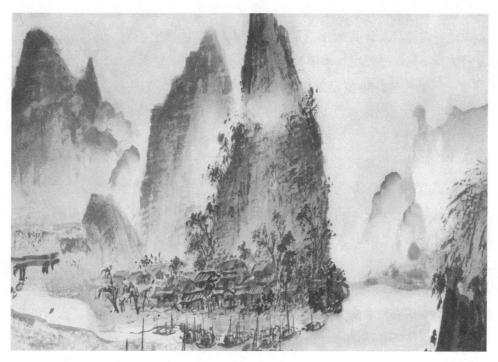

（八）孙思邈驳斥"服石"之风

魏晋以来，"服石"之风大起。当时的士大夫意志颓废、生活糜烂，在长生不老、及时行乐且与耽声好色诸观念的诱惑下，服食一种由炼丹道士用硫黄、白石英、紫石英、石钟乳、赤石脂等矿物炼制的"五石散"粉剂。道士以它为

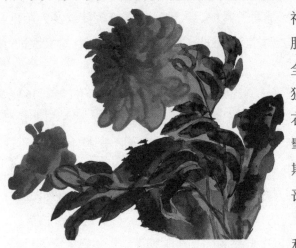

神丹，到处招摇撞骗。而人们服此石粉后，在药力作用下，全身燥热、坐卧不安，神志癫狂，只求房中之乐，还每每宽衣大帽、到处游荡、以此为时髦。其实石粉中毒性不小，长期服用，往往会造成残废乃至丧命。

对于道士招摇撞骗的行径和弥漫于上层社会的服石之风，及所带来的严重恶果，孙思邈处于一种矛盾状态。一方面，他并不完全否定服石，他曾说："人到了30岁之后可以服用一些矿物质的药物，但若是向来身体肥胖的就不能轻易服用。40岁的人一定要服用这些矿物质药物，50岁以上的人就要三年服一剂，60岁以上的人两年服用一剂，70岁以上的人就可一年服一剂。"接着他又指出："服用的这些矿物质药一定要质地清白光润，罗纹鸟翻一切皆成，才可入服，如果不是这样的话，就要多加注意，服用过多的话，反而会害了人的性命，比鸩毒还毒。"另一方面他又据理驳斥，痛下针砭，他指出：服食五石散的人都只是为了求取房中之乐；凡是背发痈疮的都是服食寒石、五石、更生散所导致的，有时还会贻害后代。并特地创制了白豉汤、甘草汤、杜仲汤及麦冬汤等为服石人解毒。

寻求长生不老和炼制黄金白银，这种对永恒的追求似乎难以实现，然而我们应该把这种思想放在人类认识世界的历史长河的源头中去观察，而不是用今天的科学认识去苛求两千年前的古人，应该看到在当时的技术水平、认识水平、社会条件之下所提出的"夺天地万物变化之功为我用"，并以此为根据去实验、

传统中医疗法

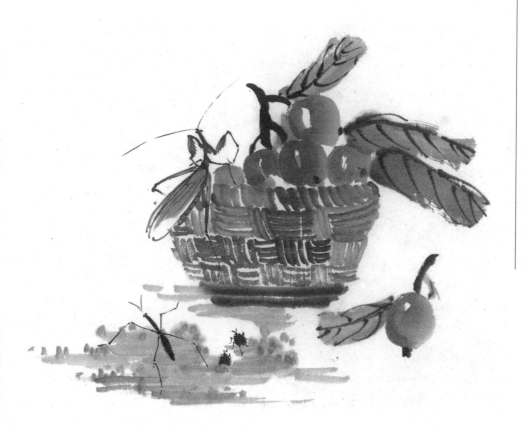

实践，这在当时实在是一种很进步的思想和行为。

　　尽管长生不死的仙丹并不存在，但应该承认，某些丹药在临床上确实有较好的疗效。道教徒们在炼丹的过程中，多方探索，反复实践，积累了丰富的矿物、冶炼、化学等知识，创制了许多实验器具和方法，后来经阿拉伯人传入欧洲，曾被英国著名的科技史专家李约瑟称为制药化学的始端，为化学科学的发展作出了重大贡献，这是应当给予肯定的。

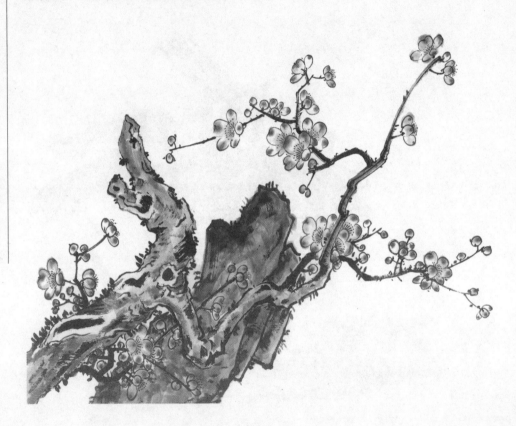

传统中医疗法